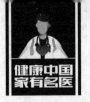

健康中国
家有名医

尿石症
诊断与治疗

总策划　王韬 教授
中国科普作家协会　医学科普创作专委会主任委员

主审 —— 何家扬　施国伟

主编 —— 王　伟

上海科学技术文献出版社
Shanghai Scientific and Technological Literature Press

图书在版编目（CIP）数据

尿石症诊断与治疗 / 王伟主编 . —上海：上海科学技术文献出版社，2023

（健康中国·家有名医丛书）

ISBN 978-7-5439-8539-1

Ⅰ.①尿… Ⅱ.①王… Ⅲ.①尿石症—诊疗—普及读物 Ⅳ.① R691.4-49

中国版本图书馆 CIP 数据核字 (2022) 第 038329 号

选题策划：张　树
责任编辑：付婷婷
封面设计：留白文化

尿石症诊断与治疗
NIAOSHIZHENG ZHENDUAN YU ZHILIAO
主审　何家扬　施国伟　主编　王　伟
出版发行：上海科学技术文献出版社
地　　址：上海市长乐路 746 号
邮政编码：200040
经　　销：全国新华书店
印　　刷：商务印书馆上海印刷有限公司
开　　本：650mm×900mm　1/16
印　　张：12.5
字　　数：127 000
版　　次：2023 年 1 月第 1 版　2023 年 1 月第 1 次印刷
书　　号：ISBN 978-7-5439-8539-1
定　　价：38.00 元
http://www.sstlp.com

"健康中国·家有名医"丛书总策划简介

王 韬

上海市同济医院急诊医学部主任兼创伤中心主任,上海领军人才,全国创新争先奖状、国家科技进步奖二等奖获得者,国家健康科普专家库首批成员,中国科协辟谣平台专家,国家电影局科幻电影科学顾问,中国科普期刊分级目录专家委员会成员,中国科普作家协会医学科普创作专委会主任委员,中华医学会《健康世界》杂志执行副总编。

尿石症诊断与治疗
作者简介

王 伟

医学博士、副主任医师、副教授，毕业于复旦大学，任职于复旦大学附属上海市第五人民医院、复旦大学外科学系、复旦大学循证医学中心。先后在美国加州大学旧金山分校、德国马丁路德大学、哈佛大学接受培训。擅长泌尿系结石的诊治，熟练掌握泌尿系结石微创手术。在国内外期刊发表论文 32 篇，主编著作 1 部，参编参译著作 13 部，拥有授权专利 5 项，主持省部级等课题 4 项。现为中国科协科普部科学辟谣平台专家、上海市科普作家协会会员、上海市卫健委"医苑新星"健康讲师、"达医晓护"《泌尿疾病那些事儿》杂志主编。

"健康中国·家有名医" 丛书编委会

苑　杰　华北理工大学冀唐学院院长、主任医师、教授

罗　力　复旦大学公共卫生学院党委书记、教授

周行涛　复旦大学附属眼耳鼻喉科医院院长、主任医师、教授

唐　琼　上海市计划生育协会专职副会长

陶敏芳　上海市第八人民医院院长、主任医师、教授

桑　红　长春市第六医院主任医师、教授

薄禄龙　海军军医大学第一附属医院麻醉科副主任、副主任医师、
　　　　副教授

本书编委会

主　审　何家扬　施国伟

主　编　王　伟

编　者（按姓氏笔画排序）

万小祥　王　洋　王文章　张跃辉　周任远

胡　波　章　俊　屠民琦　傅旭辰　焦　伟

总　序

　　近日，中共中央办公厅、国务院办公厅印发了《关于新时代进一步加强科学技术普及工作的意见》，从加强科普能力建设、促进科普与科技创新协同发展等七个方面着重强调了科普是国家和社会普及科学技术知识、弘扬科学精神、传播科学思想、倡导科学方法的活动，是实现创新发展的重要基础性工作。这是对新时代科普工作提出新的明确要求，是推动新时代科普创新发展的重大契机。为响应号召，推进完成在科普发展导向上强化战略使命、发挥科技创新对科普工作的引领作用、发挥科普对于科技成果转化的促进作用的三大重要科普任务；促进我国科普事业蓬勃发展，营造热爱科学、崇尚创新的社会氛围，构建人类命运共同体，上海科学技术文献出版社特此策划推出"健康中国·家有名医丛书"。

　　健康是人最宝贵的财富，然而疾病是其绕不开的话题。随着社会发展，在人们物质水平提高的同时，这让更多人认识到健康的重要性，激发了全社会健康意识的觉醒。对健康的追求也有着更高的目标，不再局限于简单的治已病，而是更注重"未病先防、既病防变、愈后防复"。多方面的因素使得全民健康成为"热门"话题。

　　现代社会快节奏和高强度的生活方式，使我们常常处于亚健康状态。美食诱惑、运动不足、嗜好烟酒，往往导致肥胖，诱发高血压、高血脂、高血糖、高尿酸乃至冠心病、脑卒中，甚至损伤肺功能，造成肾功能衰退，而久病卧床又会造成肺炎、压疮、下肢血管栓塞等衍生疾病……凡此种种，严重影响人们的健康生活。

　　"经济要发展，健康要上去"，是每个老百姓的追求。"健康中

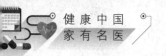

国"不是一个口号，也不是一串数字。人民健康是民族昌盛和国家富强的重要标志，健康是人们最具普遍意义的美好生活需要。该丛书遴选临床常见病、多发病，为广大读者提供一套随时可以查阅的医学科普读物。

这套丛书，为广大读者提供一份随时可以查阅的医学手册，帮助读者了解与疾病预防治疗相关的各类知识，探索疾病发生发展的脉络，为找寻最合适的治疗方法提供参考。为全社会健康保驾护航，让大众更加关注基础疾病的治疗，提高机体免疫力。在为患者答疑解惑的同时，也传递了重要的健康理念。

本丛书秉承上海科学技术文献出版社曾经出版的"挂号费"丛书理念，作为医学科普读物，为广大读者详细介绍了各类常见疾病发病情况，疾病的预防、治疗，生活中的饮食、调养，疾病之间的关系，治疗的误区，患者的日常注意事项等。其内容新颖、系统、实用，适合患者、患者家属及广大群众阅读，对医生临床实践也具有一定的参考价值。本丛书版式活泼大气、文字舒展，采用一问一答的形式，逻辑严密、条理清晰、方便阅读，便于读者理解；行文深入浅出，对晦涩难懂的术语采用通俗表达，降低阅读门槛，方便读者获取有效信息，是可以反复阅读、随时查询的家庭读物，宛若一位指掌可取的"家庭医生"。

本丛书诚邀上海各三甲医院专科医生担任主编撰稿，每册书十万余字，一病一书，精选最为常见和患者最为关心的内容，删繁就简，避免连篇累牍又突出重点。本套"健康中国·家有名医"丛书在 2020 年出版了第一辑 21 册，现在第二辑 27 册也顺利与广大读者见面了。

这是一份送给社会和大众的健康礼物，看到丛书出版，我甚是欣慰。衷心盼望丛书可以让大众更了解疾病、更重视健康、更懂得未病先防，为健康中国事业添砖加瓦。

2022 年 10 月

前　言

医学科普和临床诊治一样重要。随着物质生活水平的提高，人们对健康更加关注，了解疾病相关的医学知识，可以帮助人们更好地预防疾病和及时诊治，最终提高社会整体的健康水平。随着信息时代的来临，人们倾向于利用手机或电脑上网搜索相关的医学信息，但网络信息质量良莠不齐，更有一些不实广告和伪科普，使患者受到误导和蒙受损失，因而百姓需要科学权威的科普。我国是个人口大国，患者人数众多，由于门诊时间有限，医生往往无暇把疾病的防治知识全面详尽地告诉患者，此时一本好的医学科普书籍就能起到相当重要的辅助作用。

泌尿系结石(尿石症)是泌尿外科常见的疾病之一。国内最新的一项尿石症流行病学调查研究显示，我国肾结石的患病率达 5.8％，华南地区甚至突破 10％。不管在门诊还是病房，泌尿系结石患者在所有泌尿外科患者中均占较大比重。在全球范围内，泌尿系结石的患病率呈逐年上升趋势，构成了全球重大的健康和经济负担，需要引起全社会的重视。鉴于以上原因，有必要编写尿石症方面的科普书籍，向群众普及泌尿系结石的防治知识。

这本关于泌尿系结石防治的科普书籍，是在我们既往出版图书的基础上撰写而成。感谢何家扬和施国伟两位主任医师担

任本书的主审,更感谢他们在医学科普领域的指导。在他们两代上海市医学重点专科学科带头人的引领下,科室创作了一部又一部科普书籍,取得了良好的社会反响。参与这些科普图书的编写工作,不仅培养了我的医学科普能力,更激起了我医学科普的社会责任感。还要感谢上海科学技术文献出版社及何蓉老师,使得本书得以出版,和读者朋友们见面。

随着医学科学的发展和临床技术的提高,泌尿系结石的诊治近年来取得了突飞猛进的发展,本书在内容方面作了如下更新:在流行病学方面补充了中国成年人尿石症患病率最新研究的结果;在病因方面补充了非酒精性脂肪肝、动脉粥样硬化、克罗恩病、糖尿病等与泌尿系结石发病、复发的关系;在诊断方面补充了低剂量CT、无临床意义结石和尿源性脓毒血症;在治疗方面补充了输尿管软镜碎石术、超微通道经皮肾镜碎石术、针状肾镜碎石术、体外物理振动排石、多镜联合;等等。

本书内容较为丰富,涵盖了尿石症的流行病学、病因、发病机制、症状、诊断、治疗和预防等各个方面,同时结合本领域的医学进展,介绍近年来出现的结石诊疗新技术,并力求文字通俗易懂,贴近读者需求,适合泌尿系结石患者、基层医务工作者和普通大众阅读。由于编者水平有限,书中定有不足和疏漏之处,敬请读者谅解指正。

王 伟

目　录

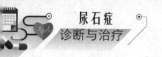

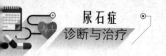

尿石症的基本知识

什么是泌尿系结石

泌尿系结石是指在泌尿系统的管腔内形成的结石。这些结石的成分主要是一些溶解度极低的体内代谢产物,如草酸钙、磷酸钙、尿酸、磷酸镁铵、胱氨酸等。为了把这些代谢产物排出体外,机体必须通过肾脏产生大量尿液,并将其经过输尿管、膀胱、尿道(统称为尿路)排出体外;但另一方面机体为了保持体内足够的体液,又必须重吸收尿液中的部分水分,使尿液充分浓缩,这就存在矛盾。当尿液的浓度超过一定的过饱和度时,某些代谢产物就会在上述器官内形成结晶并沉淀下来。短时间的尿液浓缩并无大碍,但若尿液经常处于过饱和的状态,沉淀下来的结晶就会逐渐增大,最后形成结石。

尿路结石与胆道结石有何不同

人们常常把尿路结石与胆道结石视为一种疾病,统称为结石病。其实,尿路结石和胆道结石是完全不同的两种疾病。首先是发病部位不同,尿路结石是在泌尿系统的器官(如肾脏、输

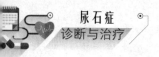

尿管、膀胱、尿道等)内形成的,而胆道结石是在胆道(如肝内胆管、胆囊、胆囊管、胆总管等)内形成的。其次是结石的成分不同,尿路结石的成分主要是一些晶体物质,如草酸钙、磷酸钙、磷酸镁铵、尿酸等;而胆道结石的成分主要是一些有机物质,如胆色素、胆盐等。第三是临床表现不同,尿路结石主要表现为肾绞痛、输尿管绞痛、泌尿系感染、血尿等,而胆道结石则表现为胆绞痛、黄疸、胆道感染等。由此决定了两者的治疗及预防的方法也是迥然不同的。

尿路结石对人体有哪些影响

很多尿石症患者都很关心结石会对自己造成什么影响。事实上,大多数患者最关心的只是肾绞痛发作时难以忍受的疼痛什么时候能够缓解,因为这时候的疼痛剧烈,刻骨铭心! 但是,一旦绞痛消失,就"好了伤疤忘了痛"。实际上,尿路结石对人体的影响不仅是产生剧烈的肾绞痛,它对人体的影响可分为直接影响和间接影响两方面。

(1) 直接影响:是指结石本身对肾组织、输尿管黏膜或膀胱黏膜造成的机械性损害。肾、输尿管结石可引起肾、输尿管黏膜上皮细胞脱落、输尿管息肉、肾组织溃疡及纤维增生,甚至出现肾钙化。临床上可表现为腰部剧烈的绞痛、恶心、呕吐和血尿。这是尿石症患者最害怕的。

(2) 间接影响:是指结石会对尿路造成不同程度的梗阻,梗阻严重时可引起肾积水,最终可导致肾功能的完全丧失。这种影响不如肾绞痛那样来势汹汹,而其对身体的危害却远超过肾绞痛。有时候,一枚很小的输尿管结石会因为没有明显的临床症状而被忽视,但它却可能造成严重的梗阻,不同程度地影响肾功能。有的结石甚至可以造成严重的肾积水、肾积脓,最终导致肾功能完全丧失,患者却往往对此浑然不知。膀胱结石则可在排尿时堵塞膀胱出口或嵌顿于膀胱颈部,从而造成膀胱内憩室形成乃至急性尿潴留等。而且结石长期滞留还容易并发尿路感染,可引起肾盂肾炎、肾实质脓肿、肾积脓和肾周围炎。结石对肾盂、输尿管、膀胱黏膜的长期刺激还可能诱发肿瘤。

由此可见,结石合并的梗阻、感染和肿瘤都可以对身体健康和生活质量造成严重的影响。为了避免发生严重的后果,应及时治疗尿路结石。

什么是上尿路结石和下尿路结石

根据解剖部位,人们把泌尿系统分为上尿路和下尿路两个组成部分。

上尿路是指肾脏和输尿管。发生在肾脏和输尿管的结石就称为上尿路结石。绝大多数上尿路结石是在肾脏内形成的,形成后或停留在肾脏内或下降到输尿管而成为输尿管结石。在输尿管内形成的结石只占极小部分。随着人民群众生活水平的不断提高,尿石症已经以上尿路结石为主了。

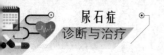

下尿路是指膀胱和尿道。发生在膀胱和尿道的结石就称为下尿路结石。绝大多数下尿路结石是在膀胱内形成的,形成后停留在膀胱内或排到尿道而成为尿道结石。只有一小部分下尿路结石是在尿道内形成的。还有一些下尿路结石则是从上尿路形成,而后排到下尿路的。

过去,尿石症以下尿路结石为主,常见于营养不良的儿童,这种情况现在已经很罕见了。现在,下尿路结石一般多见于尿道狭窄和前列腺增生的患者。

我们通常是根据结石所在位置来命名结石的。如结石位于肾脏即为肾结石,位于输尿管即为输尿管结石。同一枚结石随着位置的迁移,名称也会做相应的改变。如一枚肾结石下移到了输尿管,就叫作输尿管结石;当它移到膀胱时,就叫作膀胱结石。

尿路结石有哪些类型

为了更好地诊治尿石症,需要对尿石进行必要的分类。主要的分类方法如下。

按照尿石形成的原因,可以将结石分为原发性结石和继发性结石两大类。原发性结石一般是指那些由于病程较长、患者没有明确症状、各项检查未能发现明确异常、一般找不到明确原因的结石。在体格检查普遍开展的情况下,很多原发性结石都是由B超检查发现的。继发性结石是指继发于其他疾病的结石,如梗阻、感染、异物、畸形等。

按照尿石所在的部位,可以将结石分为上尿路结石和下尿路结石两大类。上尿路结石包括肾结石和输尿管结石,下尿路结石则包括膀胱结石和尿道结石。

按照尿石的成分,可以将结石分为含钙结石(如草酸钙、磷酸钙、碳酸钙结石等)、感染结石(主要成分为磷酸镁铵和羟磷灰石)、尿酸结石(有尿酸和尿酸铵)、胱氨酸结石及其他罕见成分的结石等。

按结石的纯度可以将结石分为单纯结石和混合结石。前者只含有一种成分或绝大部分为一种成分,但事实上真正单纯的结石是很少的,后者则是由多种成分组成的。

按照尿石的代谢活动性可将结石分为代谢活动性结石和代谢非活动性结石两大类。

尿路结石好发于哪些年龄

尿路结石可发生于任何年龄,但发病年龄的高峰在25～40岁之间。近年来的统计显示,尿石症的发病率有随年龄增加的趋势。男性的高峰年龄在30～50岁,女性则有两个年龄高峰,即25～40岁和50～65岁。女性出现第二个高峰可能与两个因素有关:①绝经后骨质疏松及雌激素减少,导致骨钙的重吸收增加,引起高钙尿症;②与尿液中枸橼酸排泄减少有关。20岁以前患尿石症的相对较少。儿童结石多数发生在2～6岁,常与遗传、

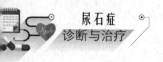
感染、畸形、营养不良有关。随着人口老龄化,老年男性中前列腺增生症合并膀胱结石的患者也逐渐增加。

尿石症好发于泌尿系统的哪些部位

尿路的各个部位都可以发生结石。据统计,以第一次诊断时结石的位置而言,肾结石的比例最高,达到 47.4%,输尿管结石占 32.6%。实际上,绝大部分输尿管结石是在肾脏内形成随后下降到输尿管的。从解剖学的观点看(图 1),输尿管有三个生理性的狭窄段,即肾盂输尿管交界部、输尿管中段与髂血管交界处、输尿管的膀胱壁间段。这三个部位都是输尿管结石最常停留的部位。膀胱结石仅占 16.2%,尿道结石占 3.8%。膀胱和尿道的结石中也有一部分是从肾脏和输尿管下降而来的。通常情况下,从上尿路来的结石,一旦进入膀胱,就很容易排出体外了。

由此可见,肾脏是尿石症最主要的发生器官。

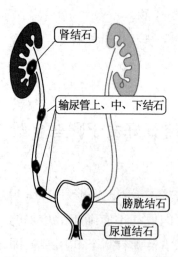

图 1　泌尿系统结石发生的部位

中国成年人尿石症的患病率如何

一项权威的中国成年人群尿石症患病率横断面调查显示，2013 年 5 月至 2014 年 7 月，在广东、重庆、黑龙江、湖南、上海、甘肃、山西等 7 个省、直辖市采用多阶段分层整群随机抽样方法，抽取 11 个社区和 19 个自然村，通过现场泌尿系超声检查、问卷调查，以及血、尿常规和生化检查等，调查在当地居住≥6 个月的成年居民尿石症患病情况及地域、结石部位等特征。调查发现，全国人口标化患病率为 6.06％，其中男性为 6.85％，女性为 5.25％。7 个省、直辖市的标准患病率由高到低分别为广东 11.63％、重庆 11.29％、黑龙江 8.13％、湖南 5.98％、上海 4.78％、甘肃 1.86％、山西 0.14％，南方地区高于北方地区。所有结石患者中，单纯上尿路结石占 99.5％，单发结石占 60.99％，直径＜10 mm 的结石占 87.11％。总的来说，尿石症在国内成年人中的患病率不低，是一种比较常见的泌尿系统疾病。

患病率方面，男性与女性存在差异，上尿路结石中男性略高于女性，下尿路结石中男性明显多于女性，可能与下列因素有关：①男女尿路解剖结构不同，女性尿道较宽、较短，不易发生尿滞留；②雄激素有增加草酸形成的作用；③雌激素不仅能够增加尿液中枸橼酸的排泄，还可以抑制甲状旁腺激素的活性，降低血钙和尿钙的浓度。

近来有研究者分析了 108 639 名护理人员绝经期和患泌尿

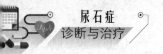

系结石间的关系,发现绝经状态与泌尿系结石发病有关,自然绝经和手术绝经都是泌尿系结石发病的独立危险因素,提示雌激素缺乏可能增加泌尿系结石的发生。

儿童尿石症的发病情况如何

儿童肾结石相对少见,大多是草酸钙结石。儿童肾结石少见的原因:①儿童尿中草酸钙的亚稳区较高,导致结石核心形成的频率降低;②儿童尿中抑制剂(如枸橼酸和镁)的浓度比成人高;③儿童的尿高分子物质(包括高浓度的葡胺聚糖)抑制草酸钙晶体生长、聚集及黏附到肾小管上皮细胞的能力大于成人。

随着经济的发展,人们的生活水平和生活质量发生了显著的改变。小儿泌尿系结石的构成也发生了变化,膀胱结石已明显减少,而上尿路结石则相对增加。在发展中国家,儿童尿石症的发病率为5%～15%,膀胱结石占30%以上;而在发达国家仅为1%～5%。男女比例约为3∶1。儿童肾结石的平均年龄为8～10岁。男女比例为1.5∶1。而膀胱结石则在2～6岁。

与小儿泌尿系结石形成有关的原因大致可归纳为:遗传、感染、地理、营养、代谢、解剖及特发性因素七个方面。以遗传及解剖原因引起的居重要地位,此外,脊髓灰质炎、骨折、截瘫等长期卧床、活动较少等情况也是引起尿液淤滞、产生泌尿系结石的重要因素。10%～40%的患者有解剖畸形,其中最常见的畸形是肾盂输尿管交界处狭窄,还有输尿管狭窄、巨输尿管畸形、重复肾盂输尿管畸形、直肠膀胱瘘、脊髓脊膜膨出及神经源性膀胱等,其中75%合并有泌尿系感染。有时很难确定究竟是感染引起结石(磷酸镁铵结石)还是结石引起感染(一般为草酸钙结石)。脊髓脊膜突出和神经源性膀胱是磷酸镁铵结石的主要原因。因感染所致的泌尿系结石占儿童肾结石的30%～40%。变形杆菌是最常见的致病微生物,它能分解尿素产生铵从而碱化尿液,并导致感染结石的形成。

儿童尿石的成分中都含有酸性尿酸铵,主要与尿pH低、饮水不够、尿酸的过饱和有关,它还会导致草酸钙的沉淀。在肾结石和膀胱结石中,70%的结石同时含有这两种成分。在无感染和无解剖畸形的肾结石患者中,结石的类型与成人一样。63%～86%的患者有代谢异常,高钙尿是最常见的代谢异常。在大多数情况下,高钙尿占代谢异常的75%～80%。儿童肾性高钙尿比成人高。20%～25%的患者尿酸排泄增高。在进行代谢检查时,大约90%的无解剖畸形患者有原发性代谢异常。

不到15%的儿童肾结石患者有典型的输尿管绞痛症状。大约70%的患者是因泌尿系感染就诊时被诊断的,可有血尿、腹痛。有些患者因不可解释的血尿和高钙尿在随访时发现有肾结石。代谢性尿石症的分布与成年人相似。草酸钙和磷酸钙最常见,尿酸结石占5%～10%,胱氨酸尿和原发性高草酸尿见于1%～2%的患者。远曲小管性酸中毒常合并糖原贮积病Ⅰ型,是儿童肾结石的罕见原因。

儿童的X线检查有一定的特殊性,即在IVU时,肾影的密度并不增加。因为80%的患儿有泌尿系感染,输尿管扩张、肾盏

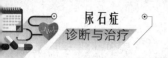

积水及其他结石梗阻引起的典型 X 线改变较常见。3%～10%的结石是可透 X 线的。为减少 X 线对儿童的影响,若无特殊需要,建议对儿童不要行 IVU 检查,可行 B 超检查。

由于儿童尿石症复发的可能性大,故对肾功能的影响也比成人的更大。因此,对患儿应进行详细的代谢检查。2/3 的患者需要正规的治疗及取出结石,手术后的复发率一般较低。一般应劝告患者多饮水。原发性高草酸尿或高钙尿可限制饮食中的草酸和钙,而不一定用中性正磷酸盐。高钙尿的儿童可用噻嗪类药治疗,治疗后 2 周,尿钙可以达到最低水平,3 个月后可保持较低的水平。

近年来,由于害怕孩子缺钙而不适当地补钙与儿童肾结石的形成有密切的关系。

老年人尿石症的发病情况如何

和年轻人一样,老年人也会患尿石症。随着我国人口不断的老龄化,老年人患尿路结石的比例有增加的趋势。据统计,老年尿石症患者占所有结石患者的 10%～12%,多见于男性。尿石的成分以草酸钙为主,尿酸结石也很常见。

老年人患尿石症主要与他们的肾功能减退有关。与年轻人相比,老年人由于肾功能降低,肾肌酐清除率降低,并有轻度的代谢性酸中毒。约 29% 的老年人尿中枸橼酸含量减少,尿酸结石比年轻人多,约占 11%。老年人甲状旁腺激素增加,而 $1,25(OH)_2D_3$

却减少,可以导致继发性甲状旁腺机能亢进,其中3%～13%的患者以尿石症作为求治的原因。

老年人患尿石症还有三个原因:泌尿系感染、活动减少和结晶尿增加。老年人很容易患泌尿系感染,感染合并的结石以下尿路为多,而肾结石相对较少。活动减少可以导致骨钙游离增加及尿钙排泄增加。慢性衰弱和卧床不起的患者因长期固定体位和高钙尿而使结石形成增加。尿中结晶增加对结石形成很重要,35%的老年人有结晶尿,主要是草酸钙结晶。此外,老年男性因前列腺增生症或其他原因引起的下尿路梗阻性疾病也是膀胱结石形成的主要原因。

孕妇的尿石症有什么特殊性

一般说来,妊娠女性患尿石症的并不多,发病率约为1∶1 500,与非妊娠者相同。右侧似比左侧多。复发率也与一般人相同。多见于妊娠的中后期。虽然妊娠本身不会导致尿石症,但增大的子宫压迫引起输尿管生理性扩张,使结石容易移动而导致肾绞痛和血尿。

妊娠期的一些生理改变可对尿石症的发病率产生一定的影响。在妊娠的头3个月,肾脏及输尿管开始扩张,可引起尿液的滞留,导致结石的形成。妊娠期影响尿石症形成的代谢因素是高钙尿、高尿酸尿和高枸橼酸尿。此外,机械因素和激素因素也是妊娠期结石形成的危险因素。妊娠期,肾血流量增加、肾小球

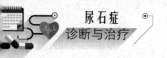
滤过率增加 30%～50%,钙、钠和尿酸的滤过增加。大多数孕妇由于胎盘产生 $1,25(OH)_2D_3$ 升高,肠道钙的吸收也增加,PTH 的分泌受抑制而容易产生高钙尿,饮食中不适当的补钙更进一步增加了尿钙的排泄。尽管妊娠期间处于高钙尿的状态,尿石的发病率并没有明显的升高,这主要是由于妊娠期间枸橼酸、镁、糖蛋白的排泄也增加,抵消了结石形成的危险因素。由于妊娠早期体内孕激素水平上升,使输尿管的平滑肌松弛及蠕动减弱的缘故,到妊娠后期还与增大的子宫压迫输尿管有关。90% 的孕妇在妊娠第 6～10 周时会出现生理性的肾积水,一直到分娩后一个月内才得以恢复。这些都可导致肾盂、输尿管扩张并增加感染的危险,同时也就增加了结石形成的危险。

妊娠前形成的结石主要是草酸钙。妊娠女性的结石主要发生在中后期,结石的成分 65.5% 是磷酸钙(而在育龄期无妊娠的女性中则仅为 30%),70% 以上为纯的磷酸钙或与草酸钙的混合结石,草酸钙的比例明显减少,说明这些结石是在妊娠期形成的。在妊娠后期,由于先前存在的特发性高钙尿、甲状旁腺机能亢进、过度补钙、尿 pH 偏高、呕吐及缺钾,草酸钙结石的发病率较低。

应该重视孕妇尿石症的预防,特别是既往有尿石症病史者。要做全面的血、尿检查。对妊娠期形成的结石要进行成分分析,以对尿石症的预防制订有针对性的措施。

此外,备孕的妇女在做孕前检查时也要留心有无尿石症,若患有结石,最好在怀孕前进行有效治疗,否则一旦怀孕,因为宝宝的原因,X 线检查不能做,用药也有较多禁忌,微创治疗还存在风险,治疗起来就有些无从着手,左支右绌。

古人尿石症的发病情况如何

尿石症并不是只有现代人才得的病,古代人同样也得尿石症。在有文字记载的人类历史中,就有大量有关尿石症的文献记录。所以,尿石症既是一种历史悠久的疾病,又是一个现代医学上的重要课题。

在古代,考古学中已有在埃及的木乃伊中发现膀胱结石和肾结石的报道。Elliott Smith 报告了一例公元前 4800 年的木乃伊中的膀胱结石。这枚结石曾保存在英国伦敦博物馆内。之后,Shattock 又在另一个公元前 4200 年的木乃伊中发现了一个肾结石。在古代中东地区,古波斯结石较多而古土耳其则结石很罕

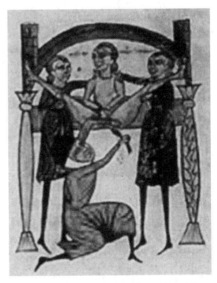

图2 古代人作膀胱切开取石术

见,认为与古波斯人食用酸奶、水果和酸性食物有关。在古印度的文献记载中,公元前 2000~3000 年即有结石病,甚至有关于经耻骨上取出膀胱结石的记载(图 2)。在古希腊,公元前

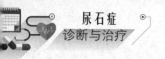
400 年已认识了肾结石和膀胱结石。古罗马的著名医师 Galen
(130—200)也报告了有关尿石症的问题。

中国古代的医学著作中也有很多关于尿石症的记载,如《黄
帝内经》(公元前 2000 年)、华佗的《中藏经》、隋代巢元方的《诸病
源候论》和汉张仲景的《金匮要略》等。在这些著作中,将结石称
之为"石淋",又称为"砂淋"。并已经有采用草药、针灸等方法治
疗尿石症的记载。明代的虞博在《医学正传》中还论述了饮食与
石淋的关系。祖国医学在尿石症方面的许多论述和治疗方法至
今仍被临床医生所接受和采用。

尿路结石主要有哪些成分

尿石中的成分很多,主要是无机盐和一部分有机盐,大部分
为晶体,其次为基质。

晶体主要成分如下。

(1) 草酸盐:是尿石中的主要成分,绝大部分结石中
(70%~80%)都不同程度地含有草酸盐。草酸盐多为褐黑色或
灰色。小的结石一般很光滑,大的结石表面粗糙,常呈大珊瑚状
或八边形。结石中的草酸盐主要是草酸钙,根据分子内部结晶
水的多少又可以分为一水草酸钙和二水草酸钙。草酸钙开始沉
淀时主要是二水草酸钙,其是外形为四方双锥的晶体,常见于结
石的表面,表现为粒晶结构。主要见于高钙尿和尿 pH 较高的年
轻男性患者。二水草酸钙一般不太稳定,它在沉淀后即逐渐脱

去一个结晶水变为比较稳定的一水草酸钙。一水草酸钙主要位于结石的核心,大多数表现为鲕(ér)状结构。在一部分结石中还可以见到含三个结晶水的草酸钙晶体,但这种草酸钙晶体极不稳定,很快变成二水草酸钙晶体。

(2) 磷酸盐:磷酸盐结石多为灰白色或黄色,表面多粗糙,质松脆易碎。常见的有磷酸钙(占结石的 5%～10%,可分为羟基磷灰石、碳酸磷灰石和磷酸三钙)、磷酸氢钙(可分为二水磷酸氢钙和磷酸八钙)和含镁磷酸盐(可分为磷酸镁铵、磷酸氢镁和磷酸镁)。磷灰石一般为直径 4～10 μm 的小球体,它在结石中普遍存在,对结石的形成起十分重要的作用。它可为结石的核心,也可为晶体间的充填物。磷酸氢钙比较少见,一般与磷酸镁铵共存。磷酸镁铵(占结石的 5%～10%)主要存在于感染结石中。它的晶体有两种形态,一种是羽毛状的晶体,另一种是较大的晶块。

(3) 尿酸和尿酸盐:尿酸结石占结石的 5%～10%。尿酸盐结石多为浅黄或棕红色,表面平滑光圆,质硬易裂。尿酸中还有含二个结晶水的二水尿酸。尿酸的晶体一般为片状、块状或为鲕状及球状。尿酸盐则包括尿酸铵和尿酸钠。尿酸盐则一般为针状晶体。

(4) 胱氨酸:胱氨酸结石多为浅黄或黄色,晶体可以是六角形,也可以是不规则的形态,占结石的 0.2%～1.3%。

(5) 黄嘌呤:黄嘌呤结石很罕见。白色或黄褐色,有蜡样外观特征。

(6) 碳酸盐:白色或灰白色,一般光滑、质软。

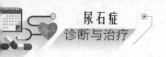
（7）基质：基质占结石总量的5%～15%，它是由酸性黏多糖与蛋白结合而成的，其中最主要的是基质A(占85%)。基质起着连接各种晶体成分的作用，就像水泥和砖块的关系。

（8）药物：因长期服用某些药物而形成的结石，常常以药物为其主要成分，如磺胺类药物、茚地那韦等。

（9）某些罕见的成分：如硅酸盐结石等。

尿石的内部结构怎样

尿石的结构很复杂。它通常与其形成时周围的环境有密切的关系。从整体看，除个别极小的结石外，每一枚结石都有一个核心及围绕核心的周边部分。

根据现有的研究资料，尿石的结构大致有三种类型。

（1）粒晶结构：这种结石主要是由晶体互相堆积而形成的，大都没有明确的核心。晶体相互之间没有紧密的联结，比较疏松。一些比较小的肾、输尿管结石都属于这种类型。

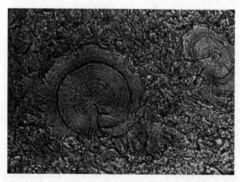

图3　偏光显微镜下的鲕状结构结石

（2）鲕状结构：大多数鲕状结构的结石（图3）都有一个明确的核心，晶体围绕着核心形成一种像树木的年轮一样层状排列的结构。核心的位置可以在结石的中心,也可以偏向结石的一侧。有的结石可以有两个或两个以上的核心,说明这枚结石可能是由两个或两个以上的结石粘在一起并进一步增大而形成的。有的结石中除了有层状排列的结构外,还有一些放射状排列的条纹。

(3) 复合结构:这种结石同时具有上述两种结构。多数这种结石的核心为粒晶结构,周围为鲕状结构。大的鲕状结构结石的表面可有一层薄的粒晶结构,其成分多为二水草酸钙。

观察结石的结构可以间接了解结石形成的原因。结石核心的形态和成分对于研究这枚结石形成时的情况有很重要的意义。鲕状结构的结石一般都在滚动的环境中形成,基质可能在其中起促进作用,而且多有尿路梗阻的因素存在;粒晶结构的结石形成的时间一般比较短,形成时尿液中晶体成分的过饱和度(高钙尿)也比较高;复合结构的结石形成的时间一般比较长,且情况也比较复杂。

尿石结构与尿石症的诊断和治疗有哪些关系

尿石的形态取决于成石时的环境和条件。从某种意义上讲,医生可以根据尿石的形态来判断其形成的原因并选择相应的治疗方法。观察尿石形态有两种方法。一是治疗前在 X 线平片上进行观察,主要是观察结石的大小、外形、结石的透光度,并据此分析其内部结构和成分;一是治疗后对结石的标本进行观

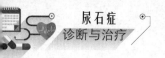

察,主要观察其表面和剖面的结构。

根据结石在 X 线平片上的形态,可以对结石能否排出、对肾脏的功能有无影响做出初步的估计。一般说来,带刺的结石不太容易排出,但因为晶体之间的缝隙可以让尿液通过而对肾功能的影响较小。反之,光滑的结石比较容易排出,但其表面与尿路黏膜紧紧靠近,如不能及时排出,所造成的梗阻就比较完全,对肾功能的影响也就比较大。

粒晶结构的结石一般成石的时间比较短,结石比较小,结构也比较松散,其成分多数为二水草酸钙。这种结石可以进行中西医结合的排石治疗,也可以进行体外冲击波碎石治疗。

鲕状结构的结石则多在比较宽敞的环境中形成,成石时间比较长,结构也比较致密。同时存在多个结石而且相互紧贴时,可见相互接触的面。其成分可以是一水草酸钙和尿酸。对这种结石在诊断时应当考虑是否合并梗阻等。虽然也可以进行中西医结合治疗,但结石排出的机会较小。对于这种结石应该采取手术治疗、体外冲击波碎石治疗或经内窥镜作气压弹道碎石、钬激光碎石等治疗。

复合结构结石的成石条件和环境比较复杂。有些结石内部有一个核心,周围是鲕状结构,外围是粒晶结构。有些结石则内部有一个粒晶结构的核心,周围为鲕状结构。有的可以是由多个小结石互相粘在一起而形成的大结石。有些结石合并有感染,有些合并有梗阻,这种结石一般比较大,表面形态也不规则,一般应该选择手术治疗,在手术取出结石的同时去除形成结石的因素。

尿路结石形成的原因有哪些

多年来,虽然很多学者对"尿路结石是怎样形成的"这个问题进行了大量的研究,但至今仍未能得到明确的答案。这是因为无论医生还是患者都不能判断出结石究竟是在什么时候形成的,也就很难寻找出结石形成的原因。医生所能获得的信息是患者到医院就诊时叙说的症状、对患者进行的各项检查报告、对获得的结石标本进行分析的结果,而此时结石已经形成,医生只能间接分析结石形成的原因。

与尿路结石形成有关的因素主要有以下几种。

(1) 肾脏的局部病变:主要有肾乳头的钙化斑块、肾实质内的钙盐沉淀、肾内淋巴管阻塞形成的微结石等。

(2) 尿液的过饱和状态:正常人的尿液都是过饱和的,当过饱和状态超过一定的界限而达到超饱和状态后,就会出现一些微小的晶体(称为雏晶)。以后,这些雏晶慢慢生长并聚集在一起,黏附在黏膜和上皮上。这些颗粒如停留在尿路的狭窄部位并继续增大,就成为微结石。微结石继续生长即成为结石。

(3) 尿液中的抑制剂:正常人的尿液虽然都是过饱和的,但一般不会析出晶体,这是因为尿液中有抑制剂的缘故。这些抑制剂在尿液中起到保护作用。尿液中的抑制剂包括各种低分子的抑制剂和高分子的抑制剂。当尿液中缺乏抑制剂时,处于过饱和状态的尿液就会析出晶体并进而形成结石。

（4）尿液中的基质：尿液中的基质在结石的形成中起到网架的作用，有利于结石的形成。

（5）尿液中的促进剂：尿液中对尿石形成起促进作用的物质有晶体本身、TH 蛋白、细菌、异物等。

尿石的形成有哪些学说

在经过多年研究的基础上，关于尿路结石形成的问题形成了以下几种学说。

1. 肾钙斑学说

1937 年 Randall 根据尸体解剖的结果提出肾乳头的钙化斑块上可以有草酸钙、磷酸钙和尿酸结晶的沉淀。此外，肾小管内的钙盐（磷酸钙）沉淀也可以成为结石的起始病变。Anderson 认为肾实质内的微结石是由吞噬细胞吸收肾小管内的钙而形成的，如刚好位于肾乳头的上皮下，即成为如 Randall 所说的结石的核。后来，Carr 发现肾钙斑（Randall plaques）的分布与肾内淋巴管的分布相同，当淋巴管因炎症或沉淀阻塞时即可形成微结石。Bruwer 综合了上述三种观点，提出了 Anderson-Carr-Randall 进展学说，即肾实质内钙化物质的沉淀经淋巴系统清除至肾乳头，形成 Randall 斑，在表面黏膜脱落后，与尿接触即形成结石。尽管这个学说提出至今已有 80 多年了，近年来经皮肾镜取石术的开展，使我们不仅能够在手术中看到肾乳头上的斑块，还能取出标本做病理学的检查，进一步证实了肾乳头钙化斑在尿石形成中的作用。

2. 过饱和结晶学说

持这种学说的人认为尿石的形成是一个物理化学的过程。当尿液中某些成分的浓度达到饱和后,如尿液继续浓缩,即进入过饱和的亚稳区。此时,尿液虽已过饱和,但不形成结晶。只有达到形成积时,即进入过饱和的不稳定区,才会自发形成结晶。当溶质的浓度超过形成积时,就会在上尿路同时形成许多晶体,称为游离颗粒。这些颗粒可进一步生长或聚集。由于尿从肾小球通过肾小管进入集合系统需要 2～5 分钟。尿的最大过饱和点在肾乳头。在集合管水平,肾小管腔的直径为 50～200 μm。在正常情况下,肾单位任何部位新形成的晶体需要 90～1 500 分钟才能生长到直径 200 μm 大小。因此,它们不可能阻塞肾小管而形成结石,只有当它们黏附于黏膜或上皮上成为固定颗粒时,才能进一步生长并起到结石核心的作用。如果这些晶体滞留在肾乳头或肾小管内,晶体就会继续生长,也可发生新晶体的聚集。

一般可以把结石形成的过程分为四个阶段:①当尿中浓度达到超饱和后,就会形成一些微小的晶体,称为雏晶;②雏晶生长并聚集在一起,黏附在黏膜和上皮上;③某些大的颗粒停留在尿路的狭窄部位并继续增大,就成为微结石;④微结石继续生长即成为结石。

从理论上讲,纯溶液结晶需要浓度达到形成积的超饱和状态——自发的同质成核,但在人体很难遇到这种情况。人尿中促进成核的颗粒很多,因此常常在过饱和的亚稳条件下形成结晶,即异质成核、生长和聚集。

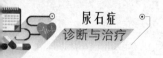

3. 抑制剂学说

正常人的尿液都是过饱和的,但一般不会析出晶体。其原因是正常人的尿液中有抑制剂,抑制剂能附着于晶体的生长位置上,阻止其进一步生长和聚集。由于抑制剂和其他分子的作用,草酸钙的浓度要超过其溶解度的 7～11 倍才会从尿中沉淀下来。当尿液中的抑制剂缺乏时,处于过饱和状态的尿液就会析出晶体并进而形成结石。

4. 基质学说

基质是血清或尿中一些黏蛋白的衍生物。它是尿石成核的激活剂,在晶体中起黏结作用,并使结石老化,在结石形成中起决定性作用。基质一般约占结石重量的 3%,在基质结石中基质重量的比例可达 65%。结石基质内含 65% 的氨基己糖和 10% 的结合水。

基质物质 A 存在于所有含钙结石的基质中、结石患者的肾中和含钙结石患者的尿中。在 85% 的结石患者尿中有基质物质 A,而在正常人尿中则无。

5. 促进剂学说

认为尿液中存在对尿石形成起促进作用的物质,如晶体本身、TH 蛋白、细菌、异物等。有些物质可以促进结晶形成的一个阶段(如生长),也可以抑制另一个阶段(如聚集)。例如,葡胺聚糖能促进晶体成核但抑制晶体的聚集和生长。TH 蛋白根据其分子的大小和自聚集的状态而对结晶形成起促进剂或抑制剂的作用。

6. 取向附生学说(Epitaxy)

结石的各种晶体面的晶格排列相互间常有明显的相似之

处,如果两种晶体的晶格相似,即使过饱和度较低,也有可能互相附生。例如在体外尿酸钠的种晶可使草酸钙和磷酸钙晶体生长,无水尿酸的种晶可引起一水草酸钙晶体生长。羟磷灰石和草酸钙都可在尿酸和尿酸盐上生长,但只有三水草酸钙的晶体上才能附生羟磷灰石。但这种机制在尿石形成中的重要性尚待证实。

尿液中有哪些抑制剂

尿液中的抑制剂种类很多。根据分子量的大小可分为低分子的抑制剂(分子量<500)和高分子的抑制剂(分子量>10 000)两种。也可根据其来源分为内源性抑制物及外源性抑制物两种;在人体内代谢产生的称之为内源性抑制物,通过注射或口服一定的药物后再分泌至尿液中的称之为外源性抑制物。

低分子抑制剂包括镁、焦磷酸盐和枸橼酸盐,对磷酸钙晶体和草酸钙晶体的形成起抑制作用。镁能与草酸结合并形成一种可溶性的复合物,抑制草酸钙结晶的生长和聚集。在草酸钙系统中,镁可通过络合作用与草酸形成可溶性复合物。枸橼酸是一个很强的钙离子螯合原,它能在尿中与钙形成一种稳定而易溶于水的复合物,从而降低钙离子的活性和浓度,抑制钙盐结晶的析出,它是尿中最有力的抑制剂。

此外,枸橼酸能抑制草酸钙的自发成核、草酸钙和磷酸钙结晶的生长和聚集。枸橼酸还能遮盖晶体的生长点,阻止晶体的进一步生长,对 TH 蛋白也有稳定作用。因此,枸橼酸和镁不仅

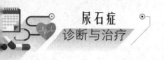

是抑制剂,也作为络合物。枸橼酸和磷酸在生理的 pH 条件下可形成磷酸枸橼酸,有效地抑制磷酸钙晶体的生长和聚合。一些金属离子(如铁、铝、镉、锌、锡)也是抑制因子。临床实验证实二磷酸盐对人尿路结石形成也有抑制作用,但有导致骨化和矿化的危险。正磷酸盐可以增加焦磷酸盐的分泌,增加尿中草酸钙和磷酸钙晶体形成和聚合的抑制作用,在治疗含钙结石的复发时十分有效。

高分子抑制剂比较复杂,一般都属于内源性抑制物。包括葡胺聚糖(glycosaminoglycans,GAGs)、肾钙素和 TH 蛋白(Tamm-Horsfall 糖蛋白)等。GAGs(如肝素、透明质酸和硫酸软骨素)可能通过改变晶体表面性质从而抑制磷酸钙晶体的生长和聚合。肾钙素能抑制一水草酸钙结晶的聚集。TH 蛋白能抑制草酸钙晶体的聚集而不抑制其生长。尿桥蛋白(uropontin)是一水草酸钙结石中基质的主要成分,也是草酸钙结晶的抑制剂,能促进细胞与可矿化基质之间的相互作用。因此,在一定的条件下它们可以促进晶体附着于肾小管的上皮细胞上。

青岛海洋大学研究团队从海藻中提取并经理化方法纯化的 G871 和 G872 是人工合成的外源性磷酸钙结石抑制物,含有丰富的酸性黏多糖,能有效地降低晶体表面的 Zeta-电位,并对尿路黏膜有保护作用,对草酸钙和磷酸钙结晶的生长和聚集有抑制作用。还有由掬木中提取的多硫戊糖钠(SP54),是一个非常活跃的磷酸钙结石抑制物质,通过降低晶体表面 Zeta-电位来抑制晶体的生长和聚合,口服或肌肉注射 SP54 每天 150~400 mg,能预防草酸钙及磷酸钙结石。

天然的外源性磷酸钙结石抑制物有:①皂角苷是可可汁的有效成分,能抑制磷酸钙沉淀。②罗望子果的水提取物(aqueous extract of tamarind, TE)中有枸橼酸、镁、焦磷酸及GAGs,具有抑制磷酸钙沉积的能力,其Ca^{2+}/HPO_4^{2-}比率远远低于羟磷灰石。

水蛭提取液、五苓散、胖大海等对草酸钙结晶的形成也有抑制作用。

人体内有哪些激素与尿石症有关

人体内与尿石形成有关的激素主要有以下几种。

(1) 甲状旁腺激素(PTH):PTH可以增加肾脏对钙的重吸收,而降低尿钙。PTH还可逆转骨折引起的钙分泌增加。有人提出PTH通过结合肾单位某节段基底细胞膜上的受体激活腺苷酸环化酶,而使cAMP的浓度增加。由此导致膜渗透性增加,使钙离子的重吸收增加。

(2) 降钙素:降钙素可参与调节血钙浓度的动态平衡。

(3) $1,25(OH)_2D_3$:$1,25(OH)_2D_3$能增加肾小管内钙的重吸收。大剂量维生素D可通过增加肠道对钙的吸收而引起高钙尿症。

(4) 胰岛素:由于胰岛素能抑制肾小管对钙的重吸收而导致高钙尿,故给正常人口服葡萄糖可引起尿钙分泌的增多。

(5) 前列腺素:前列腺素对肾脏钙的吸收和分泌及其肾小管对Na^+和Ca^{2+}转运呈线性关系,高钙尿症结石患者比正常人尿

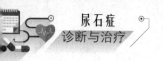
液中分泌更多的钠,在尿石形成中有重要的作用。在饮食中钙摄入量不变的情况下,当饮食中的钠增加时,尿钙分泌显著增加。由于前列腺素可影响钠的分泌,而肾脏对钠和钙的处理密切相关。因此,应当考虑前列腺素在钙分泌中的作用。前列腺素合成酶抑制剂在实验动物和人中可以显著降低尿钙的分泌和浓度。最近有人观察到,增加尿液中前列腺素水平可使尿钙水平增高,也证实了前列腺素的分泌与钙分泌的关系。

此外,前列腺素能调节肾脏由 PTH 引起的钙的重吸收,前列腺素合成酶抑制剂氟比洛芬可显著减少血清 $1,25(OH)_2D_3$ 的水平。PGE_2 可以刺激 $1,25(OH)_2D_3$ 羟化过程中的 cAMP,从而促进肠钙的吸收、骨的重吸收,并减少肾小管钙的重吸收。

体重指数与尿石症有什么关系

人体体重指数(BMI)=体重(kg)/身高的平方(m^2),其表示身体的胖瘦程度。具体指标如下(表1)。

表1　BMI 参考范围

项目	瘦(kg/m^2)	正常(kg/m^2)	超重(kg/m^2)	肥胖(kg/m^2)
世界卫生组织	<18.5	18.5~24.9	25.0~29.9	>30
亚太地区	<18.5	18.5~23	23~25	>25

BMI 与尿中尿酸、钠、磷和铵的排泄呈正相关;而与尿 pH 呈负相关。在超重者中,尿 pH 低,使结晶形成的危险增加。BMI 升高者由于尿中促进剂的排泄增加而抑制剂的排泄没有增

加,故尿石形成的危险增高。

超重的尿石症患者中男性比女性要多。BMI 升高伴草酸钙结石形成的危险增加,草酸钙结石患者中 59.2% 的男性和 43.9% 的女性超重。研究证明,女性尿草酸的排泄与 BMI 呈正相关。肥胖女性中草酸的排泄比体重正常者高 39%。在特发性草酸钙结石患者中,尿草酸排泄是因为增加了内源性草酸产生及肠道内吸收增加有关。

鉴于超重对尿石的形成起着决定性的作用,专家认为治疗的第一步也是重要的一步是减肥或大量饮水,使 BMI 正常化。对尿石症患者而言,BMI 应保持在 18～25(WHO 标准)。

肥胖与尿石形成有什么关系

近年来,人们注意到西方国家中肥胖及超重的人中尿石症的发病率明显升高,导致尿石症患者明显增多。美国的资料显示,尿石症患者中肥胖和超重者是其他人群的 1.8 倍。肥胖者往往有高尿酸尿、痛风、高钙尿、尿酸结石,且肥胖的女性比男性更易患尿石症。但对于小儿尿石症患者来说,大多数研究还是认为肥胖和结石之间没有明确的联系。

肥胖与尿石症之间关系的病理生理机制可能包括由糖类引起的尿钙含量升高、肥胖患者增加嘌呤的摄入、胰岛素抵抗对肾脏铵代谢和尿 pH 的影响、痛风和高尿酸尿的发病增加、肾电解质转运方面一些未知的其他异常。

经常摄入精制的碳水化合物易导致尿石的形成。肥胖的尿

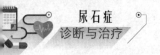

石患者尿铵及尿 pH 低。

肥胖的患者还常常合并有高血压,倾向于形成草酸钙结石。研究发现,高血压患者形成结石的风险比正常人高 4 倍多。高血压患者中高钙尿、高草酸尿和高尿酸尿都比血压正常的人多。这可能与饮食习惯有关,这些患者都有类似的生活习惯,如通过红色肉类而增加嘌呤的摄入。

现代化的生活节奏、肥胖、饮食习惯促进了结石的形成,约 10% 的结石患者有 3 次以上的复发。为了预防结石的复发,15% 的尿石患者需要做代谢评估。

尿石症患者的平均 24 小时尿 pH 随体重而降低。女性尿草酸排泄与 BMI 呈正相关。在肥胖女性中,草酸的排泄比普通女性高 39%。在特发性草酸钙结石患者中,主要是增加了内源性草酸的产生及肠道草酸的吸收。在超重女性中,尿草酸增加与摄入巧克力(富含草酸)多有关。肥胖结石患者的尿渗透压高而 pH 低,尿中尿酸的浓度也高。

限制食物中动物蛋白和盐的摄入对降低男性特发性高钙尿中草酸钙结石复发的危险有重要的作用。低脂肪或减肥饮食可以减少尿石症的危险,减肥及大量饮水是超重及肥胖尿石症患者的第一线治疗。

胰岛素抵抗与尿石症有什么关系

胰岛素抵抗是指机体由于各种原因而对胰岛素不敏感,患者在早期尚可通过增加胰岛素的分泌而维持血糖的正常,到了晚期则由于胰岛细胞功能的衰竭而导致血糖升高及出现各种并发症。近年来的研究发现,胰岛素抵抗与尿石症的发生有密切的关系。

代谢综合征、2型糖尿病、胰岛素抵抗与尿酸结石有关。经常复发的尿酸结石患者也显示严重的胰岛素抵抗。胰岛素抵抗可以损伤肾脏产铵并降低尿pH(<5.5),同时降低尿枸橼酸,使尿酸沉淀。胰岛素抵抗与低尿铵及低pH有关。

女性尿草酸排泄与BMI呈正相关。在肥胖(BMI>30)女性中,草酸的排泄比正常女性(BMI 18.5~24.9)高39%。这主要是增加了内源性草酸的产生及肠道草酸的吸收。在超重女性中,尿草酸增加与摄入巧克力(富含草酸)多有关。

尿路结石与气候、季节有什么关系

尿路结石的发生与气候有密切的关系。一般说来,在气候长期处于干燥的情况下,人会出现脱水、尿量减少及尿液浓缩,从而增加了形成晶体尿的危险。如第二次世界大战期间在北非服役的德国和英国军队里的战士比在其家乡时更容易患尿石症。但是,气候对尿石症的发生并不一定存在必然的联系。在有些气候较热的国家(如厄瓜多尔和秘鲁的北部),尿石症却非常罕见。

高温与尿石的形成也有一定的关系。炎热的天气使人出汗

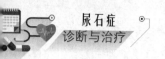

增多,丢失大量的水分,尿液高度浓缩,促进尿盐沉淀,导致尿石形成。例如,地处热带和亚热带的国家、我国南方的一些省份尿石症的发病率就很高。

尿石与季节的关系也很密切。一般7~9月是尿石症的高发季节,肾绞痛的发病也较多,冬春季节的发病比较少。在科威特,夏季的气温可高达50℃,尿石症的患者数是其他月份的两倍。在夏季,尿中的草酸钙晶体及草酸的含量也增多。这一方面与体液丢失有关,也与夏季日照时间长使皮肤内的维生素D前体更多地转化为活性的维生素D,并使肠道对钙的吸收增加有关。另外,夏季人们能够吃到比较多的水果和蔬菜,也使草酸的排泄增加。总之,尿中钙和草酸的排泄增多使草酸钙的饱和度增加而有利于结石的形成。

近年来,由于温室效应使环境温度上升,也使尿石症的发病明显增加。但是,尿石症的发病与气候的关系并非很绝对。如荷兰是又湿又冷、美索不达米亚高原又干又热,但两者都是结石的多发地区。有些地区的气候几百年改变不大,但尿石症的发病情况却可以在几十年内有很大的改变,说明除了气候等因素以外,还有其他因素在影响着尿石症的发病。

尿石症与职业有哪些关系

职业与尿石症的发病有一定的关系。在从事不同职业的人群中,尿路结石的发病率是不同的。从事有些职业的工作人员比较容易患尿石症,举例如下。

(1) 在高温条件下工作的人:例如厨师、锅炉工及其他在高温车间工作的工人等。这与在高温环境下出汗多、尿液浓缩有关。

(2) 脑力劳动者:管理人员、办公室工作人员(即白领)等活动比较少的人员,可能与活动少、体重指数增加或肥胖有关。

(3) 饮水较少者:由于工作原因而如厕不方便的职业,如外科医师、出租车司机。

(4) 飞行员:飞行员肾结石的患病率较地勤人员高,可能与飞行员的饮食中高动物蛋白和动物内脏有关。

(5) 与铍、镉、铅有接触的某些特殊职业:例如从事铍、镉、铅矿矿业工作的人,肾结石发病的危险会增加。

(6) 从事农业劳动的人:根据国内最新的尿石症患病率调查,农村地区患病率为7.96%,城市地区为4.92%,农村地区高于城市地区,可能与健康意识有关。

尿石症与种族及遗传有关系吗

尿石症的发病与种族有一定的关系。流行病学调查证明,各种种族的人群都有可能罹患尿路结石,但不同种族人群之间尿石症的发病率是明显不同的。白种人和非白种人尿路结石患病率之比为4.13:1。一般黑人较少患肾结石。其原因可能是:①黑人的社会经济状况低于白人,他们患尿路结石后的就诊率和住院率较低,容易造成信息上的偏差;②黑色的皮肤可以保护

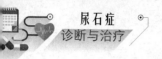
人体少受紫外线照射的损伤,从而减少维生素 D 的合成;③黑人尿钙和尿磷的水平都比较低;④黑人尿液中的黏蛋白浓度很低,甚至缺乏;⑤在黑人结石患者中均没有家族性尿石症病史,而在白人中则 25％有家族史。但黑人尿路结石发病率偏低的情况并不是绝对的。当他们的生活环境和条件发生变化后,其发病率也会随之发生改变。因此,关于尿路结石种族发病率的差异究竟是由于饮食和生活习惯的不同所造成,还是因为对疾病的遗传易感性不同所致,还有待于今后进一步的研究。

现代基因学的研究结果表明,尿路结石是多基因调控的常染色体遗传性疾病。目前,已经发现至少有 3 个位点的等位基因与草酸钙结石患者尿液中钙、草酸和枸橼酸的排泄有关系。有些尿石的形成与遗传性疾病有关,最典型的与尿石形成有关的遗传性疾病有胱氨酸尿(主要是肾小管对胱氨酸、精氨酸、鸟氨酸和赖氨酸的重吸收障碍导致溶解度低的胱氨酸析出结晶)、家族性黄嘌呤尿、原发性高草酸尿、肾小管酸中毒(肾小管酸化功能障碍)及一些高尿酸血症等。应该指出的是,有家族史的尿石症患者尽管一时找不到明确的遗传原因,但还是有比较危险的成石倾向的。另外,有些遗传性疾病如多囊肾、马蹄肾、肾盂输尿管连接部梗阻、髓质海绵肾(40％患结石),以及下尿路畸形也与尿石症有密切的关系。

遗传病学调查发现,尿路结石的发病有明显的家族倾向。据统计,13％～46％的尿路结石患者有家族史,其中近亲结婚者更高。有家族史的尿石症患者结石的复发率比没有家族史者高得多。有些家庭中可以有几个成员患尿石症,有一个家系三代的 20 个人中,有 7 例尿路结石患者。有人研究了与 7 个小儿尿石症患者有血缘关系的亲戚,其中 7.6％有尿石症的病史,是无血缘关系者的 3 倍。但这些不一定都与遗传因素有关。有学者观察到夫妻一方患有尿路结石时,其配偶尿路结石的发病率也较高,提示尿路结石的形成除了受遗传因素影响之外,周围环境因素对其发病也起到重要的作用。因为,在同一个家庭中,有共同的生活标准、相似的生活及饮食习惯,这些对尿石的形成都有很大的影响。这种情况在其他疾病中也有类似的表现,如"夫妻癌"等,这主要与共同的生活习惯有关,而不一定是遗传因素在起作用。

尿石症与营养水平有哪些关系

营养状况与尿石症是有密切关系的。营养情况好、食物中动物蛋白高时,一般不会形成膀胱结石,却容易形成肾结石和输尿管结石,其主要成分为草酸钙、磷酸钙;营养情况差,食物中动物蛋白少时,膀胱结石增多,主要成分为尿酸铵、草酸钙和尿酸。结石与营养的关系可能与下列因素有关。

(1) 乳制品、动物蛋白和糖都会增加钙的吸收,引发高钙尿;肉类、内脏等含嘌呤会增加尿中的尿酸,蔬菜、水果等会增加尿中的草酸。

(2) 地方性小儿膀胱结石多因乳品和动物蛋白缺乏导致低磷尿而大量分泌铵,植物性蛋白及维生素 B_6 缺乏引起高草酸

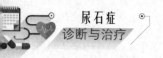

尿,组织消耗会增加尿酸排泄。

从世界各地尿石症的发病情况也可以看出尿石症的发病与社会经济水平的关系。泰国是目前全世界地方性尿石症最多、最流行的国家,该国 1953—1959 年 25 149 例尿石症住院患者中,膀胱结石占 9.3%,其中 10 岁以下者占 53.6%。乌汶府是泰国尿石症最多的地区,1956—1962 年的 4 334 例尿石症中,膀胱结石 3 421 例(占 78.9%),其中 5 岁以下者占 47.2%,这正是泰国最贫苦的地区。这说明尿石症与营养不良有关。意大利西西里岛的巴勒莫在第二次世界大战时膀胱结石明显增多,这也与战时营养缺乏有关。

我国的情况也是这样。1870—1919 年间,广州市的 3 492 例尿石症中,膀胱尿道结石竟达到 3 487 例,其中绝大部分为膀胱结石,肾结石仅 5 例。到了 20 世纪 70 年代末,广州市的 3 486 例尿石症中,膀胱尿道结石仅占 432 例,而肾、输尿管结石占了 3 054 例。中华人民共和国成立初期(1949—1958)10 年间全国报告的 5 040 例尿石症中,下尿路结石占 68%,上尿路结石占 32%。到 1976 年全国 2 424 例尿石症中,下尿路结石占 16%(小儿膀胱结石只有 51 例),上尿路结石占 84%。以贵州省为例,1977 年上下尿路结石的比例为 1.65∶1,到了 1992 年即为 3.9∶1,在这期间,小儿膀胱结石明显减少。说明经济、营养等情况的改善与尿石症有密切的关系。改革开放以来,人民生活水平不断提高,我国尿石症的发病情况也在朝着上尿路结石增加的趋势演变。

蛋白质与尿石症有什么关系

蛋白质缺乏是一些国家儿童膀胱结石流行的主要原因。如果每日摄入动物蛋白达到 30 g 时,儿童膀胱结石就会消失。但是,食物蛋白摄入过多又会使上尿路结石的发病率增加。因为大量摄入食物蛋白能使尿中钙、尿酸和草酸的排泄增加,使尿 pH、枸橼酸和抑制物的活性下降。当动物蛋白摄入增加到 34 g 时,尿中钙、尿酸和草酸的排泄分别增加 23%、48% 和 24%,这些变化可使尿石形成的危险增加 2.5 倍。据统计,动物蛋白每增加 25 g,尿钙排泄就增加 32 mg。

对超重者,如摄入的蛋白在 6 周内从每天 90 g 增加至 170 g,尿钙可上升至每日 90 mg、尿尿酸每日可达 128 mg、尿磷每日可达 624 mg,枸橼酸则下降至每日 182 mg、尿 pH 从 6.09 下降至 5.67。此外,动物蛋白还可以增加尿草酸。在尿量不变的情况下,还可以增加草酸钙和尿酸的过饱和度,从而有利于草酸钙和尿酸结石的形成。男性摄入动物蛋白每天超过 75 g,形成结石的危险极大。减少动物蛋白可以预防特发性含钙结石的复发。

只要动物蛋白的摄入量合适,尿中钙、尿酸和草酸的排泄就会减少,结石形成的危险也会明显降低。摄入蛋白质还会降低尿中酸性黏多糖的排泄,这在肾结石患者中更明显。英国的一项统计表明,素食者尿石症的发病率是同年龄、性别、社会阶层的普通居民人群的 40%~60%,说明低动物蛋白饮食可以降低

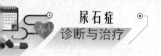

尿石形成的危险。

植物蛋白对尿液的影响与动物蛋白不同。其可导致低 pH、低钙、低磷、低尿酸、高草酸和高枸橼酸。所以,植物蛋白致石的倾向低,特别是尿酸结石。

脂肪与尿石症有什么关系

关于脂肪对结石形成的影响方面研究并不多。有人发现肾结石患者脂肪的消耗量比正常人多。认为肠道内过多的脂肪酸与钙结合(皂化作用)后,反而使肠道内的草酸吸收增加,引起高草酸尿,增加草酸钙结石形成的危险。

肾结石患者往往有高胆固醇血症。高脂肪、高胆固醇饮食可以增加尿石症。脂肪的摄入也与草酸的排泄有关(主要与花生四烯酸的含量有关)。低脂肪及减肥的饮食可降低尿石症的危险。

碳水化合物与尿石症有什么关系

精制糖对尿石形成的影响主要是通过提高尿钙的排泄而增加尿石形成的风险。我国南方地区的居民喜欢甜食,广东省东莞地区的调查发现上尿路结石患者糖的摄入量明显高于正常人。糖摄入越多,结石形成的相对危险越大。

蔗糖的摄入与女性尿石的形成有关。在蛋白质、脂肪、钙含量不变的情况下,碳水化合物的量越高,尿钙的量也随之增高。

尿酸与尿石症有什么关系 ⊃──

尿酸是体内嘌呤代谢的最终产物,每日产生的尿酸中60%～85%要从肾脏排泄,所以嘌呤含量多的食物对尿酸结石的形成有很大的影响。大量摄入高嘌呤食物(如动物内脏、海产品、豆角、花生、巧克力等)不仅会增加尿酸的排泄量,还会增加内生性草酸的生成,降低酸性黏多糖抑制草酸钙晶体形成的能力,结果不仅会形成尿酸结石,而且会使草酸钙结石形成的危险增大。

草酸与尿石症有什么关系 ⊃──

草酸钙结石的形成与食物中的草酸含量有密切的关系,所以大量摄入含草酸多的蔬菜和植物(如菠菜、大黄、可可、速溶咖啡、草莓、茶等)就会增加草酸钙结石形成的危险。在所有富含草酸的食物中,菠菜中的草酸被身体吸收的比例最高(可达80%以上),应当特别留意。

尿 pH 与尿石症有什么关系

尿液的 pH 是反映尿液酸碱度的指标,常受到饮食、饮水量、服用药物和尿液标本留置时间等因素的影响,它在一定程度上反映体内代谢和肾脏功能情况。

一般人尿液 pH 为 5~7,偏酸性。尿液 pH 长期异常会直接影响尿内物质的溶解程度,与尿路结石形成关系密切。尿液 pH 经常处于高水平(>7)时,尿液中的磷酸盐晶体容易析出,易于形成磷酸钙、磷酸镁铵等结石。反过来,如果尿液 pH 经常偏低(<5.5),尿中尿酸、胱氨酸等可转换成难以溶解的形式,形成尿酸结石或胱氨酸结石。因此,尿石症患者经常检查尿液的 pH,并通过饮食或药物调节尿液的 pH,对预防和治疗以上几种成分的结石都有积极的意义。尤其在反复发生尿路结石又找不出发病原因时,经常测定尿液 pH,并调节尿液的酸碱度会有一定的作用。

非酒精性脂肪肝与肾结石有关吗

近来研究发现,非酒精性脂肪肝的存在可能会增加罹患肾结石的风险。非酒精性脂肪肝,全称为非酒精性脂肪性肝病(non-alcoholic fatty liver disease, NAFLD),以脂代谢异常为特征,和代谢综合征有着密切联系。在意大利,有学者对经超声检查的 11 245 例患者进行横断面研究发现,NAFLD 患者患肾结石的比例明显高于非 NAFLD 患者,提示 NAFLD 患者肾结石患病率更高。在韩国,对 208 578 名健康体检的韩国成年人进行了队列研究,结果发现 NAFLD 是男性肾结石患者的独立危险因素。我国一项对广西地区 3 719 名男性患者的横断面研究显示,NAFLD 患者伴有尿路结石的百分比(8.4%)明显高于非 NAFLD 患者(6.4%)。NAFLD 与肾结石之间存在关联的机制尚不明确,可能与脂质代谢异常有关。在中国有多达 15% ～ 20% 的成年人患 NAFLD,且由于超重和肥胖人数的增加,发病率还在持续上升。虽然 NAFLD 与肾结石之间的发病机制尚未完全阐明,但考虑到 NAFLD 极高的人群患病率,需要引起重视。

动脉粥样硬化与泌尿系结石形成有关吗

动脉粥样硬化存在不同程度的钙聚集与沉淀,它与泌尿系结石的相关性在近年来逐渐被人们所认识。在一项 4 500 例结石患者与近 11 000 例非结石患者的对照研究中发现,尿路结石患者心肌梗死的发病风险上升 38%。另一项研究将 30 142 例结石患者与 121 768 例随机选择的患者进行对照,结果表明结石患者发生急性冠状动脉综合征的风险比对照组高 1.22 倍,尤其是低龄(≤49 岁)患者及男性患者。在中青年人冠状动脉粥样硬化危险因素研究中发现,尿路结石与颈动脉粥样硬化存在相关性。

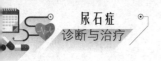
尿路结石与动脉粥样硬化有很多共同特征:动脉粥样硬化斑块中含有钙、磷酸盐、骨桥蛋白,而肾结石 Randall 斑中无机成分主要为羟基磷灰石、草酸钙结晶,有机成分则主要为骨桥蛋白,两者的成分十分相似。以上诸多研究结果表明,泌尿系结石与动脉粥样硬化存在确切的相关性,而两者存在相关性的可能原因为 Randall 斑与动脉粥样硬化斑块的发生具有某种程度的相似性。

克罗恩病与泌尿系结石形成有关吗

克罗恩病是一种病因未明的慢性非特异性炎症性肠病,多见于末端回肠和邻近结肠,但从口腔至肛门各段消化道均可受累。本病在欧美多见,据报道我国发病率也逐年增长,与 1989—1993 年比较,2004—2008 年克罗恩病的发病率增高了 8.5 倍。本病肠外表现可在泌尿生殖系统、肝胆系统、骨骼肌、皮肤、眼睛、心肌等部位,其中泌尿系结石是其最常见的泌尿系并发症。据报道克罗恩病患者中泌尿系结石的发病率为 12%～28%,明显高于正常人,但发病机制尚未确切阐明,到底是并发症还是肠外表现仍存在争论。目前认为,克罗恩病本身或者手术切除肠段的操作,可能会改变结石形成的代谢因素如尿草酸、尿枸橼酸、尿镁、尿量、尿 pH、肠道菌群分布等,进而促进肾结石形成,导致肾结石发病概率增加。

我国尿路结石的复发率如何

我国不仅尿路结石发病率高,而且复发率也很高,结石的高复发率已成为我国尿石症治疗的难题之一。据统计,上尿路结石第1、5、10年的复发率分别为3.3%、13%、12.5%,15年以上的复发率高达23.8%;下尿路结石的复发率较低,第5、10年的复发率分别为6.2%和8.5%。体外冲击波碎石(extracorporeal shock wave lithotripsy, ESWL)术后尿石的复发率明显高于开放性手术。ESWL术后总的复发率国外报道为20.3%,国内总的复发率为15.6%,其中第1、3、5年复发率分别为4%、9.4%和11.8%。这些资料表明,我国ESWL术后尿路结石的复发率较国外文献报道低。

微量元素在尿石症发病中有哪些作用

与身体的其他疾病一样,微量元素在尿石症的发病过程中也有一定的作用。有的微量元素可以预防结石的形成,有的微量元素可以促进结石的形成。对泌尿系结石形成有影响的微量元素大致有下列几种。

(1) 铝:铝胶可以减少肠道对磷的吸收及磷从尿中的排泄。在实验动物中,铝可以影响草酸的排泄。

（2）镉：镉对肾脏有一定的毒性作用，它可以在肾小管基底膜上引起钙盐沉着。长期接触镉的人尿石的发病率（40％）明显高于正常人（3.5％）。已经注意到吸烟与血镉的水平、尿石之间有紧密的关系。大量吸烟可以引起高血镉。经常与镉接触的人会出现高钙尿，同时全身钙的含量减少。过量的镉所引起的慢性镉中毒可以合并尿中磷排泄的改变、血清无机磷减少及结石形成。

（3）氟：动物试验发现，在饮水中加入氟会抑制肾的钙化。但也有人发现，氟能增加肠道钙的吸收，使血钙升高。在食物中添加氟会增加膀胱结石的发病率。摄入氟过多还会引起继发性甲状旁腺机能亢进，分泌过量的甲状旁腺素，使血钙进一步升高。在尿路中氟对钙有明显的亲和力，并与钙结合成难溶的氟化钙。通过异质成核作用成为尿石形成的启动因子。

（4）铅：长期与铅接触可以损害肾功能，还伴有高尿酸尿，间接地增加了尿石形成的危险。

（5）锂：锂可以增加血浆钙的含量。

（6）镁：镁是尿中结晶形成的一种抑制剂。镁能与草酸结合并形成一种可溶性的复合物。尿中镁含量低会促进结石形成。结石患者尿中镁与钙的比例明显比非结石的人低。口服氧化镁后，结石的复发率就降低。然而，服用镁剂后的胃肠道副作用常常限制了它的临床应用。

（7）锰：尿中的一种高分子抑制剂——葡胺聚糖在合成时需要锰，锰不足时就会影响葡胺聚糖的合成。

（8）汞：汞能增加尿中的钙而降低血中的钙。

（9）硅：在人体中，很少见到硅酸盐结石。人的草酸钙、尿酸、磷酸盐结石中都可以发现一些硅。尿中硅的含量升高可以增加晶体形成的能力,尿石症患者尿中硅的含量高于非尿石症患者。

(10) 锌:锌是身体内很重要的微量元素。尿石症患者血清中锌含量降低、尿中锌的含量升高。

(11) 钼:钼能影响尿酸和磷代谢,并能显著降低肾钙含量及肾内草酸钙结晶。它的作用机理是:①吸附于晶体的生长点,直接抑制草酸钙晶体形成;②增加草酸钙在尿中的溶解度;③可能通过影响尿酸代谢而影响草酸钙结晶。

(12) 锶:锶也能显著降低肾钙含量及肾内草酸钙结晶。但作用比钼更显著,尤其在抑制肾内结晶方面。它的作用机理是:①抑制骨钙的释放;②吸附于晶体的生长点;③与钙竞争和草酸根离子结合;④轻度增加草酸钙的溶解度。

(13) 其他微量元素:叶绿酸铜可以阻止二水草酸钙转化为溶解度更低的一水草酸钙。然而,镁、铜、锌、钴和镍却能使二水草酸钙更稳定。

微量元素的作用可以归纳为,铝、镁可以预防尿石症的复发,其机制是形成可溶性的离子复合物或抑制晶体在过饱和溶液中的成核、生长和聚集;铁、铜(在某种程度上,锌和铝)可以增加草酸钙的溶解度。

世界上有哪些尿石症的多发地区

"结石区"是指地方性尿石症的流行地区。世界上有一些著

名的尿石症高发区,如中国南部、印度西北部、巴尔干半岛、苏联中南部、地中海国家、欧洲中部、南美洲东北部、美国中部和南部、非洲大部分地区、澳大利亚土著人居住区等。泰国是目前全世界地方性尿石症最多、最流行的国家,以膀胱结石为主。随着经济的发展,欧洲等社会经济水平高的国家,尿石症也很常见,但以上尿路结石为主。

我国尿石症的多发地区有哪些

尿石症是我国常见的泌尿外科疾病之一,其发病的地区差别十分明显。一般说来,我国的尿石症是南方多,北方少。根据北京医科大学泌尿外科研究所 1976 年和 1980—1983 年对尿石症患者占泌尿外科住院患者比率的两次调查显示,我国尿路结石的发病大致是黄河以北低于 14%,长江以南为 22%~45%,个别省市可达 50% 以上。在南方的医院里,尿石症患者占泌尿外科住院患者的首位(如江苏、四川、湖南、江西、广东、广西、云南、贵州等),而在北方的医院里只占 10%~15%(如山西、甘肃、东北三省等)。

近年来有一项权威的中国成年人群尿石症患病率横断面调查发现,尿石症的标化患病率由高到低分别为广东 11.63%、重庆 11.29%、黑龙江 8.13%、湖南 5.98%、上海 4.78%、甘肃 1.86%、山西 0.14%。所有抽样地区中,广东尿石症标化患病率最高,山西最低,可能是由于中国幅员辽阔,每个地区的气候、地质情况、生活饮食习惯、经济发展水平等因素的差异所造成。但总的来说，南方地区(广东、湖南、上海、重庆)患病率明显高于北方地区(山西、甘肃、黑龙江)。

什么是肾盏憩室？肾盏憩室中为什么会长结石

肾盏憩室是一种先天性畸形。它是由于肾小管引流不畅导致局部扩张而形成的。憩室通过一个细小的通道与肾脏的集合系统相通。肾盏憩室有两种类型，一种憩室与肾盏杯口相通，另一种憩室则直接与肾盂相通。正常情况下，肾盏憩室没有任何症状。但是，由于局部引流不通畅，很容易造成尿液的淤积。尤

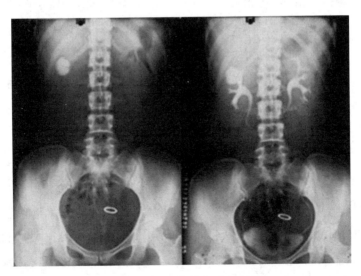

图4　右肾肾盏憩室内的结石

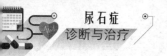

其在身体抵抗力下降的情况下,含有细菌的尿液不能及时排出,就会引起感染、出血等症状。另外,平时在憩室内出现的一些颗粒也不能顺利排出憩室。久而久之,这些颗粒可以作为核心而形成结石,也可以相互粘在一起而形成大的结石(图4)。一旦出现感染等情况,就更加快了结石生长的过程。在憩室内形成的结石,犹如在坑道里的猫耳洞,一般情况下不会引起症状,对肾功能也不会造成不良的影响,可以"长期共存、和平共处"。如无并发症,一般不需要任何处置。

什么是肾钙乳

　　肾钙乳是指微细的含钙颗粒呈混悬状态存留于肾盏憩室、肾囊肿或积水的肾盏内。它实际上是由许多直径为 0.2～0.5 mm 的微小结石颗粒所形成的混悬液。其形成主要是由于梗阻和炎症时肾单位分泌和重吸收功能障碍、肾盏内尿液逐渐浓缩、使钙和磷盐等晶体成分呈过饱和状态而沉淀下来,形成钙化颗粒。肾钙乳是一种特殊类型的尿石症,约占上尿路结石的1.31%。肾钙乳一般可以分为囊肿型和积水型,囊肿型肾钙乳比较多见,它存在于肾盏憩室或囊肿内,与肾盂完全不通或只有狭窄的细管相通;积水型肾钙乳形成于扩大积水的肾盏内,特别是引流不畅的中下盏。我国的肾钙乳以积水型最为常见。钙乳内少则含有数百粒,多则含有数万粒微细的结石。至今还不清楚这些微细的小结石为什么不能凝结成大的结石。

肾钙乳在常规X线片中表现为致密影,在立位或侧卧位时则表现为半月征或杯中盛水征,这实际上是由于钙乳内所含的颗粒沉降下来时所形成的液平面的缘故。因此,如果在仰卧位平片上发现肾区有多数细小的结石时,应加拍一张X线立位片或侧位片以确定肾钙乳的可能。肾钙乳通常没有什么特殊的临床表现,只是在体检或其他疾病接受检查时才被意外发现。一般没有特殊的治疗,如有症状则应进行手术治疗。

什么是前列腺结石

在很多体检机构发出的报告中,不乏"前列腺钙化""前列腺结石"的诊断。受检者拿到这样的报告,心里总是忐忑不安,担心前列腺钙化、前列腺结石会给自己造成什么不利的影响。

应该指出,就发生的部位及结石的性质而言,前列腺结石与尿路结石是完全不同的两回事。经常有人把嵌顿在前列腺部尿道的结石误认为是前列腺结石。其实,真正的前列腺结石是指前列腺组织或腺泡内形成的结石,它是由前列腺中的淀粉样小体钙化而形成的。它的主要成分是磷酸钙,但它的有机成分含量要比其他结石多,可达20%(其中蛋白占8%左右,胆固醇占3.7%～10.6%)。前列腺结石多数发生在中老年人(50～65岁),并随年龄增加而增加。所以,前列腺结石常常伴随有前列腺炎和前列腺增生症。前列腺结石的体积很小,但数量可以很多(有时可多达几百个)。

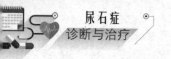
在临床表现方面,前列腺结石也与其他结石不同,一般不产生尿路的梗阻,也没有明显的临床症状。只是在合并有感染时出现会阴部不适、阴茎部疼痛、性功能紊乱等与前列腺炎相类似的表现。如果感染很严重,可以出现前列腺脓肿,这时患者才会有会阴深部及阴囊部疼痛等症状,大便时加重,还可伴有发热及全身症状。

直肠指检一般不能发现前列腺结石,它的诊断主要依靠 X 线检查。在 X 线片上可以看到前列腺的区域内有弥漫分布的致密阴影或呈马蹄形或环形的阴影。B 超检查也可以发现前列腺结石,很多前列腺增生症和前列腺炎的患者都是在进行 B 超检查时发现的。在做膀胱镜检查时,有时在前列腺表面可以看到有小的深褐色的结石颗粒,犹如草莓表面的黑点。明显的前列腺结石在膀胱镜通过时还可以有摩擦的感觉。

无症状的前列腺结石对人体没有任何不利的影响,可以不作任何处理,更谈不上手术治疗。合并前列腺炎时则治疗炎症。只有在结石很多、前列腺炎又久治不愈或合并前列腺增生症的情况下,才考虑行经尿道前列腺电切术或行开放手术摘除前列腺,以期彻底解决问题。但对手术的选择必须慎之又慎。

有哪些疾病可以合并尿路结石

许多疾病可以合并尿路结石,这些疾病主要如下。

(1)原发性甲状旁腺机能亢进:甲状旁腺腺瘤、增生等疾病都可以使甲状旁腺素分泌增加,导致骨骼脱钙,还可以增加肠道对钙的吸收,进而使血钙、尿钙升高。这是含钙结石形成的重要原因。

(2) 外伤性截瘫:由于截瘫或外伤等原因长期卧床可引起骨骼脱钙,并发生高钙尿。另一方面,因为神经源性膀胱功能障碍也容易形成结石,尤其是在合并泌尿系感染时。

(3) 尿路的梗阻性疾病:尿路任何部位的梗阻都可以导致结石的形成。较为常见的有前列腺增生症、尿道狭窄、输尿管狭窄、腹膜后肿瘤压迫输尿管、肾盂输尿管交界处梗阻等。尿路手术后再次发生的狭窄也可成为结石发生或复发的原因。

(4) 痛风:约10%的痛风患者会因血、尿中尿酸水平增高而合并尿酸结石。

(5) 各种伴有骨骼脱钙的疾病:如多发性骨髓瘤、溶骨性多发性骨癌等都可引起高钙尿。

(6) 皮质醇症:由于皮质类固醇激素的分泌量增加,使骨钙析出并使肾脏排钙增加。

(7) 肠源性高草酸尿:小肠大部切除术后出现的短肠综合征、慢性消化不良等疾病亦可造成草酸吸收过多,导致高草酸尿,形成草酸钙结石。

(8) 维生素 D 中毒:维生素 D 能提高肠道内钙的吸收,故长期服用维生素 D 可出现高血钙和高尿钙,促使尿石形成。

此外,恶性肿瘤、白血病、牛皮癣等疾病可导致尿中尿酸排泄增加,维生素 B_6 缺乏可引起高草酸尿,这些都可成为结石形成的条件。

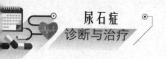

糖尿病与尿石症有什么关系

尿石症是一种全身性的代谢疾病,其发病率随着2型糖尿病的增加而增加。2型糖尿病患者由于胰岛素抵抗并导致肾处理铵的缺陷,而使尿 pH 降低,并导致低枸橼酸尿。胰岛素可刺激肾小管内铵的合成及钠-氢交换,并调节尿中铵的排泄。很多2型糖尿病的患者都是肥胖的,肥胖本身也可以引起胰岛素抵抗及尿 pH 降低。此外,胰岛素抵抗伴有的代偿性高胰岛素血症还可以引起尿钙排泄增加。胰岛素抵抗患者可合并尿酸结石。这是由于尿液酸化功能的缺陷,也就是在近曲小管内 L-谷氨酸系统的受损及 Na^+-K^+ 转运的减少。这种改变导致尿 pH 变得非常低,成为尿酸结石形成的主要危险。Na^+-K^+ 和 H^+ 转运系统的缺陷还可以伴随枸橼酸排泄的降低,这是含钙结石形成的危险因素。

此外,胰岛素也可以影响肾处理钙和磷酸根,有利于含钙结石的形成。患有糖尿病的尿石症患者尿草酸排泄明显增加、尿 pH 降低。这对尿石症的诊治及预防都十分重要。根据最新研究,糖尿病患者肾结石复发的概率也更高,糖尿病的严重程度、糖化血红蛋白水平、结石成分(草酸钙和尿酸)是结石复发的独立预测因素,应予以重视。

原发性甲状旁腺机能亢进与尿路结石有什么关系 ⊃

　　甲状旁腺是位于甲状腺两侧的腺体,它紧贴在甲状腺的后内侧。每侧各两个腺体,共4个。其功能是分泌甲状旁腺素以调节机体钙的代谢,维持体内钙和磷的平衡。原发性甲状旁腺机能亢进患者由于甲状旁腺素可抑制肾近曲小管对钙和磷的重吸收而使尿钙、磷排泄增加的尿钙升高。甲状旁腺素分泌过多,作用于骨、肠道和肾脏,使骨质中的钙和磷从骨中脱出,提高血钙和血磷的浓度,还会刺激肠道增加钙和磷的吸收,增加肾脏排泄钙。其最终的结果是尿液中钙的含量增加,这就大大增加了草酸钙结石形成的危险。引起原发性甲状旁腺机能亢进的原因主要是单发的甲状旁腺腺瘤(约占86%)、多发的腺瘤(6%)、甲状旁腺增生(7%)和腺癌(1%)。大约有55%的甲状旁腺机能亢进患者会发生肾结石。

　　那么,怎样才能在尿石症患者中发现可能存在的原发性甲状旁腺机能亢进呢?

　　对患复发性尿石症的患者,必须认真寻找病因。首先应该检查有无原发性甲状旁腺机能亢进的可能。是否有骨病、胃肠道症状、高血压、神经肌肉症状等,仔细检查甲状腺的两侧能否摸到肿块。还可以到医院去抽血化验血钙和磷。如果多次血化验都有高血钙(>2.6 mmol/L)、低血磷(<0.97 mmol/L),而且尿钙排泄也明显增高(24 小时尿钙>200 mg),就要考虑原发性

甲状旁腺机能亢进。B超检查对发现甲状旁腺的病变有帮助,还可以通过 CT、磁共振等方法检查甲状旁腺及直接测定血中的甲状旁腺素。

痛风与尿石症有什么关系

痛风是嘌呤代谢异常所引起的一种疾病。在临床上主要表现为发作性关节疼痛、关节炎、肾脏损害、痛风结节和尿酸结石。据统计,10％～20％的痛风患者合并尿酸结石。尿酸是人体内嘌呤类化合物分解代谢的最终产物。痛风时,可出现高尿酸血症(血尿酸水平男性＞70 mg/L,女性＞65 mg/L),同时出现高尿酸尿。21％～28％的痛风患者即使在低嘌呤饮食的情况下,也会在尿中持续排出过量的尿酸。由于尿 pH 持续降低(尿酸的溶解度也降低)和尿中尿酸浓度增加(尿酸排泄量增加或尿量减少),这就很容易导致尿酸结石形成。

维生素 C 与尿路结石有什么关系

维生素 C 在人们日常生活中占有很重要的地位。它不仅是饮食中的主要成分,在很多疾病的治疗中也有很重要的作用。由于维生素 C 在体内的代谢产物是草酸,过量摄入维生素 C 就会使尿中草酸的含量增多,形成草酸钙结石的可能也大。一般情况下,每天摄入量在 1 500 mg 以下不会增加肾结石的危险。

在有些疾病的治疗中,需要应用大剂量的维生素 C。其中有的人在长期大剂量服用维生素 C 后会出现尿石症。其原因如下。

(1) 维生素 C 的最终代谢产物是草酸,而尿石症患者将维生素 C 转化为草酸的能力比正常人强。有人发现口服维生素 C 在 500 mg 以上后,尿液中草酸含量明显增加,使生成草酸钙结石的危险性加大。故对有结石病史或肾功能不全的患者,应避免过量摄入维生素 C。

(2) 大剂量服用维生素 C 可以酸化尿液,导致尿液中的某些成分沉淀并形成结石。由于高尿草酸在草酸钙结晶形成、生长过程中的作用远大于高尿钙,即使草酸盐浓度尚在正常范围内,其浓度稍有提高就可能引起自发成核,因此,大量摄入维生素 C 会增加形成肾结石的危险性。

所以,为了避免尿石形成,长期并大剂量服用维生素 C 的人(如慢性肝炎患者服用维生素 C 的剂量有时可高达 0.3～0.5 g,每日 3 次)应当注意自己尿液的情况。如发现尿中出现晶体沉淀,就应立即减少服药的剂量,并到医院接受检查。此外,更没有必要为了预防某些疾病的发生而去服用大剂量的维生素 C 或大量食用含有丰富维生素 C 的食物。

但也有人持相反意见,他们认为正常人每日摄入 4 g 维生素 C 不会引起高草酸尿,也不会增加尿草酸钙的相对过饱和度,不增加任何与结石形成相关的危险因素。甚至还有人认为维生素 C 可与尿钙结合,降低游离钙的量,使不溶性草酸钙形成减少,维

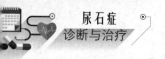

生素 C 从肾小球滤过可利尿,有利于阻止尿石的生成。

综上所述,对大量摄入维生素 C 与草酸盐结石形成的关系尚有争议。对正常人来说,每日摄入 4 g 维生素 C 并不会增加罹患结石的危险性。但对有肾结石病史的人来说,其可能存在代谢或解剖方面的缺陷,对尿液中草酸浓度波动的耐受性较正常人低,尿中草酸盐浓度轻微升高即可能出现过饱和,引起晶体的成核、生长,导致结石形成。因此,对草酸盐结石的患者来说,适当限制维生素 C 的摄入是合理的选择。

维生素 D 在尿石形成中有什么作用

30%~60%的特发性含钙结石患者存在高钙尿,高钙尿是尿石形成最常见的危险因子。高钙尿的结石患者血 $1,25(OH)_2D_3$ 升高。$1,25(OH)_2D_3$ 生成过多引起肠钙吸收增加,还可导致尿草酸排泄增多,特别在低钙饮食时更是如此。钙的过度吸收使小肠内与草酸结合的钙离子不足,大量草酸进入结肠后被吸收,引起高草酸尿症,而尿草酸含量的上升可增加结石形成的危险性。

不适当地长期过量服用维生素 D,如小儿每日 2~5 万 U,连服数周或数日,即可引起中毒,表现为血钙过高引起转移性钙化作用,肾、心、胰、子宫、骨膜等部位钙化,出现厌食、体重下降、精神不振、恶心、呕吐等,由于大量钙从肾脏排泄,钙过多地沉积在肾髓质,破坏了肾脏的浓缩功能和对抗利尿激素的反应而出现多尿,可致肾钙化、肾结石、肾衰竭等。

　　过去认为,大量摄入维生素 D 会增加肠道对钙的吸收,导致高尿钙甚至高血钙,也有形成尿路结石的危险;最近的研究认为,维生素 D 的摄入与结石的危险之间没有任何关系。某些特发性高钙尿患者血中维生素 D(骨化三醇)过量或其受体的过度调节,导致肠道钙的高吸收。但物质生活丰富的老年人常缺少维生素 D,对他们来说,倒是应该关心钙的可利用性问题。

维生素 B_6 与尿路结石有何关系

　　维生素 B_6 的作用是阻止体内的乙醛酸转换为草酸,缺乏维生素 B_6 就会使内源性草酸的产生增加,有利于草酸钙结石的形成。反之,补充维生素 B_6(每天 40 mg 以上)则能降低草酸尿,并减少女性尿石形成的危险,但在男性则不然。

前列腺增生症与膀胱结石有什么关系

　　前列腺增生症是老年男性的常见疾病。其主要症状是排尿困难,容易在膀胱内造成尿液的潴留。10% 左右的前列腺增生症患者会合并膀胱结石。这一方面是由于尿液长时期潴留在膀胱内,尿液中某些形成结石的物质如尿酸、草酸等就容易在膀胱内形成晶体。这些晶体颗粒被增大的前列腺挡住不能通过尿道

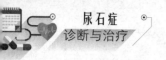

顺利排出膀胱,便沉淀下来,逐渐聚集在一起并形成结石。另一方面,尿路感染时形成的细菌团块、脓块、脱落的上皮组织等也会与这些晶体颗粒聚集起来,促进结石的形成。因此,前列腺增生症患者容易患膀胱结石,这也是近年来老年男性膀胱结石发病增加的一个很重要的原因。

有些前列腺增生症患者因为不能排出小便而必须留置导尿管或经过耻骨上膀胱造瘘管引流尿液。这些患者如果不注意多饮水,又不注意个人卫生、导管的护理或不按规定时间更换导管,导管的表面就会沉淀结晶并形成结石。导管表面一旦形成体积很大的结石,就会影响导管的更换。遇到导尿管不能顺利拔出的情况,强行拔管还会损伤尿道黏膜。否则,就只能再次手术。

尿路感染与尿石形成有什么关系

尿路感染时形成的结石称为感染结石。过去,因为科学家在感染结石的核心中发现了细菌,就认为感染结石是由于感染时尿液中细菌和所形成的脓液团块、脱落的组织碎片凝结在一起作为核心并形成结石的。后来人们发现,感染结石的形成并不那么简单。一方面,感染结石的主要成分与其他结石不一样,是磷酸镁铵、尿酸铵和磷酸钙。另一方面,并不是所有细菌感染时都会形成结石。尿液中的细菌分两类:一类是不产生尿素酶的细菌,如大肠杆菌、粪链球菌和白色念珠菌等;另一类是能产生尿素酶的细菌,如变形杆菌、支原体等。只有那些在尿液中能产生尿素酶的病原体感染时,才会产生感染结石。经过研究,发现感染结石的形成与这些病原体产生的尿素酶有关。尿素酶能分解尿液中的尿素并产生氨,同时使尿液变为碱性。这使尿液中的磷酸盐和尿酸铵等成分处于相对过饱和状态,于是形成大量的磷酸镁铵、磷酸钙、尿酸铵等晶体。此外,人们还发现在产生尿素酶的病原体感染时,只要用药物抑制尿素酶的活性,即使感染没有被控制,也不会形成感染结石。这就从反面证明了尿素酶在感染结石形成中的作用。

由于搞清楚了感染结石形成的机理,所以现在治疗感染结石除了应用抗生素以外,还可应用尿素酶的抑制剂来减少尿素的分解。

有哪些药物与尿路结石的形成有关

可以引起尿石症的原因有很多,但药物可以引起尿石症却不太被人们所了解。药物引起的尿石症主要有两种类型:一种是药物本身的溶解度很低,当其在尿液中的浓度太高时就会形成结石(如氨苯蝶啶、磺胺类药物);另一种是因药物在体内代谢后的产物在尿液中的浓度太高形成的结石。一般都与大剂量、长时间应用药物有关。与药物有关的肾结石占所有肾结石的 1%～2%。因此,对可能因服药而形成结石的患者,应及时采取预防的措施。

可以引起尿路结石的药物主要有下列几种。

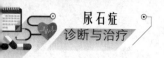

（1）磺胺类药物：主要有磺胺噻唑、磺胺嘧啶、磺胺甲基异恶唑等。这些药物在尿中的溶解度比较低，有的形成溶解度更低的乙酰化合物，有的本身就可以形成尿石。服药后尿中可以发现有磺胺结晶。一般情况下，应该给服用磺胺类药物的患者加用碱性药物（如碳酸氢钠），以提高磺胺类药在尿液中的溶解度，以避免结石的形成。

（2）乙酰唑胺：结构类似磺胺，为碳酸酐酶抑制剂，是一种弱的作用于近曲小管的利尿药，主要用于治疗青光眼。其以原形由肾小管分泌排出体外，能影响尿在远曲小管内的酸化，使尿中枸橼酸排泄显著减少，促使磷酸钙沉积于肾小管及肾盂内，导致组织钙化及磷酸钙结石形成。托吡酯（Topiramate）也是碳酸酐酶的抑制剂，具有抗惊厥（抗癫痫）作用，可用于治疗偏头痛、癫痫等疾病。长期服用托吡酯可导致低枸橼酸尿，促使磷酸钙及草酸钙结石的形成。其影响与药物的剂量及使用的时间成正比。如果同时服用枸橼酸钾，就可以预防结石的形成。

（3）维生素 D：过量使用维生素 D 可使肾钙化并形成肾结石。更年期女性如果盲目补充维生素 D 及钙会导致含钙结石的形成。

（4）碱性药物：在治疗溃疡病时，大量饮用牛乳和服用碱性药物，可引起乳碱综合征。这时尿钙增多、尿 pH 升高，容易形成磷酸盐结石。

（5）皮质类固醇：长期服用皮质类固醇可引起高钙尿并形成结石。

（6）增加草酸排泄的药物：如维生素 C、阿司匹林等。

（7）茚地那韦（indinavir、crixivan）：是一种用于治疗艾滋病的蛋白酶抑制剂。茚地那韦很容易在尿中产生沉淀,故容易导致肾结石的形成,其是近来由药物引起肾结石的主要原因。茚地那韦合并尿石症的发病率约为4%。由于它可透X线,故只能用B超进行诊断。临床上表现为肾绞痛。目前尚无针对茚地那韦形成肾结石不良反应的特效预防方法,主要措施是在服药期间多饮水。与其类似的药有奈非那韦(nelfinavir)。

(8) 其他药物:如氨苯蝶啶、甘氨苯喹(格拉非宁)、吡醇羟乙酯等服用后也会引起结石形成。

长期卧床的患者为什么容易形成尿路结石

长期卧床的患者有形成尿石的潜在风险,结石一旦形成,也不易治疗。8%~35%的长期卧床患者会合并尿石症。

长期卧床的患者容易引起尿石症的主要原因如下。

(1) 骨骼的失用性脱钙:这些患者由于肢体活动不够,骨骼脱钙而引起高钙尿和尿磷排出增加。这在卧床的早期特别明显。由于血钙升高,尿钙、磷、尿酸、羟脯氨酸排出增加,尿枸橼酸排出减少,使尿中钙盐饱和度增加,抑制物活性降低,促使结石形成。

(2) 尿路感染:长期卧床的患者常常合并尿路感染,特别是截瘫患者由于膀胱功能不全,需要长期留置导尿,常合并尿路感染,而所留置的导尿管又可以作为异物成为结石形成的核心,这时常常形成感染结石。

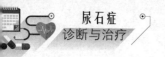

营养不良的儿童为什么容易形成膀胱结石

在世界各地的一些贫困地区,儿童膀胱结石的发病率很高,这主要与乳类食物缺乏有关。泰国北部,我国的西双版纳、河南的兰考等地区都曾经是膀胱结石的高发地区。研究发现,缺乏乳食可导致低磷尿,而以糖类(如糯米糊)为主的喂养方法可导致尿 pH 偏低(尿呈强酸性),尿中草酸和尿酸的含量增加,枸橼酸、磷酸盐的含量降低和营养不良性酸中毒,导致尿酸盐沉淀而形成尿酸结石。给这些患儿增加乳类食物以后,膀胱结石的发病率就明显降低。如第二次世界大战后意大利西西里岛曾一度流行小儿膀胱结石,经用大量奶粉救济后,膀胱结石的发病率明显下降。另一方面,营养不良的儿童膀胱黏膜的上皮组织容易角化脱落,脱落下来的上皮组织就会成为结石形成的核心,进而形成结石。如果同时合并感染,就更加加快了结石的形成。

水的硬度与尿路结石的形成有什么关系

水的硬度是以水中钙离子和镁离子的浓度作为参考的。也就是说,钙、镁离子的浓度越高,水的硬度也越高。

水的硬度与尿石症发病的关系问题尚无定论。以前,很多人认为硬水与尿路结石的形成有关。如我国云南、贵州地区水的硬度很高,尿石症的发病率也很高。但并非所有的硬水区内尿石症的发病率都很高。也有人认为尿石症的发病率与水的硬度关系不大。有的硬水区内尿石症的发病率反而偏低,并认为这是由于硬水中的钙可以减少草酸的吸收,而软水区的尿石症发病率却偏高,这可能与水中钙、镁的含量较少有关。

什么是高钙尿

高钙尿的定义有两种方法。一种是把在随机饮食情况下,24小时尿钙含量男性＞7.5 mmol(300 mg)、女性＞6.25 mmol(250 mg)称为高钙尿;另一种是低钙低钠饮食时,24小时尿钙含量超过200 mg称为高钙尿。

高钙尿有哪几种类型

根据尿中钙的来源,可以将高钙尿大致分为三类。

(1) 吸收性高钙尿:这是由于肠道对饮食中钙的主动吸收增加而引起的,是含钙结石患者中高钙尿最常见的类型。吸收性高钙尿又可以分为三型。Ⅰ型高钙尿与钙在空肠原发性高吸收有关,而与维生素D无关。无论在高钙、正常钙或低钙饮食时都可出现。Ⅱ型高钙尿是饮食性高钙尿,与钙的过量摄入有关。仅出现在高钙饮食时,而限制钙的摄入(每天＜400 mg)时尿钙

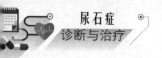

正常。Ⅲ型高钙尿继发于肾磷漏引起的低磷血症,低血磷刺激1,25$(OH)_2D_3$合成,引起肠钙吸收增加,又因轻度血钙增高反馈性抑制 PTH 的分泌,减少了肾小管对钙的重吸收,共同导致高钙尿,又称为低血磷性吸收性高钙尿。

(2)重吸收性高钙尿:原发性甲状旁腺机能亢进时甲状旁腺素分泌过多,使骨钙释放进入血中、血钙升高,最后导致高钙尿。

(3)肾性高钙尿:这是由于肾小管对钙的重吸收发生障碍,导致较多的钙排于尿中而引起的。

高钙尿与尿石症的形成有何关系

高钙尿是尿石形成的重要因素。在无明显病因的含钙肾结石患者中,40%～60%有原发性高钙尿。由于泌尿系结石中绝大多数是含钙结石,尿中钙离子含量增加也就增加了草酸钙、磷酸钙等尿石成分的浓度,导致含钙结石的形成。因此,认真鉴别各种类型的高钙尿对于确定高钙尿的原因及正确进行治疗是十分重要的。

什么是高草酸尿

体内80%～90%的草酸是由肝脏合成的,其余10%～20%来源于食物和维生素 C。正常人每天尿草酸排泄量为228～

456 μmol,高于 570 μmol(45 mg)即为高草酸尿。正常人尿中钙与草酸的比例为 5:1,尿中钙与草酸的比例为 1:1 时就容易形成草酸钙结晶,所以尿中草酸浓度增加对于草酸钙结石形成具有十分重要的意义。

高草酸尿形成的原因有哪些

高草酸尿的病因很多,主要有以下几种。

(1) 原发性高草酸尿:这是一种遗传性疾病,临床表现为难以治愈的复发性草酸钙结石、钙质沉着、尿路感染、肾衰竭等。

(2) 肠源性高草酸尿:正常人每天经肠道从食物中吸收 80～100 mg 的草酸,是血、尿中草酸的重要来源。由于消化系统疾病(如特发性肠炎、脂肪泻、回肠切除术后等)导致肠道对草酸的吸收异常增多,并导致 24 小时尿草酸排泄异常增加,即为肠源性高草酸尿。其特点是有消化系统疾病病史并罹患肾结石。

(3) 摄入过多的草酸及其前体:如富含草酸的食物(菠菜、草莓、巧克力等),大剂量应用维生素 C 也可导致高草酸尿。

(4) 维生素 B_6 缺乏:维生素 B_6 参与体内乙醛酸转化为甘氨酸的代谢过程,所以维生素 B_6 缺乏时尿中草酸增加。

(5) 服用磷酸纤维素钠:为治疗高钙尿而服用磷酸纤维素钠时,肠道内的二价离子与磷酸纤维素钠结合,使更多的草酸被吸收而发生高草酸尿。

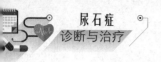

高草酸尿与尿石症的形成有什么关系

由于高草酸尿对草酸钙结石形成的影响比高钙尿大 15 倍，所以，降低尿中草酸的含量具有很重要的意义。研究发现，人类肠道中有一种可分解草酸的细菌，称为食草酸杆菌。它能将食物中的草酸分解为肠道不吸收的甲酸和二氧化碳，因而能减少肠道吸收草酸的量。尿石症患者肠道内食草酸杆菌的浓度降低，草酸的分解率下降，肠道吸收草酸增加。所以，如能调节尿石症患者的肠道环境，促进食草酸杆菌生长，增加草酸的分解率，就能降低尿中草酸的浓度，也就可以控制结石的生长或防止其复发。最新的研究发现，芭蕉芯的提取物可明显降低体内代谢产生的草酸，抑制草酸钙结石形成。

高尿酸尿与尿石症的形成有什么关系

正常人 24 小时尿酸的含量男性为 4.7 mmol（800 mg），女性为 4.4 mmol（750 mg）。超过这个数值就是高尿酸尿。

高尿酸尿最常见的病因是摄入过量的高嘌呤食物（如肉、鱼及家禽等）或服用了增加尿酸排泄的药物等。也可以在体内嘌呤代谢障碍的情况下由身体内部产生。此外，有些疾病如恶性肿瘤（如骨髓增生症、慢性粒细胞性白血病、淋巴瘤、骨髓瘤）、白细胞增多症,以及接受化疗和放疗的肿瘤患者都会引起高尿酸尿。

高尿酸尿可以引起尿酸结石,这个道理很容易理解。然而,15%～20%的高尿酸尿患者却引起草酸钙结石。那么,高尿酸尿为什么会引起草酸钙结石呢? 一方面,高尿酸尿时形成的尿酸结晶会成为草酸钙结石的核心,导致草酸钙结晶的沉淀。另一方面,尿液中的尿酸可与酸性黏多糖等抑制物质结合,降低这些物质对草酸钙结晶形成的抑制作用。第三,尿酸与一水草酸钙的晶体结构非常接近,可以发生取向附生(取向附生是一种晶体可以在另一种结构相似的晶体上面生长的现象)。也就是说,尿酸晶体首先析出,然后在尿酸晶体上附生生长一水草酸钙晶体。

尿酸结石的形成与哪些因素有关

尿酸结石的形成主要与三个重要因素有关:尿 pH 降低、尿容量减少和高尿酸尿。其中最重要的是尿 pH 降低。

在尿 pH 为 5.35 时,尿酸的溶解度为 200 mg/L,而当 pH 为 6.5 时则尿酸的溶解度为 1 200 mg/L。用于减肥的低碳水化合物、高蛋白饮食都易促使尿酸结石的形成。

尿石症的症状

尿石症主要有哪些症状

结石所处的部位不同,产生的临床症状是不一样的。下面我们分别对上尿路结石和下尿路结石的临床症状作介绍。

(1) 上尿路结石:主要是肾结石和输尿管结石。临床上可表现为腰部或腹部疼痛。轻则感到腰部酸胀或不适,重则呈严重的绞痛,这种疼痛似乎极少有人能够忍受,临床上称之为肾绞痛。疼痛常突然发作(尤其在凌晨时分),男性可向下腹部、腹股沟、股内侧放射,而女性则放射至阴唇。绞痛发作时,患者常表情异常痛苦,双手紧压腹部和腰部,蜷曲在床,甚至在床上翻滚,呻吟不已、面色苍白、大汗淋漓。发作常持续数小时,但亦可在数分钟后自行缓解。同时多伴恶心、呕吐和血尿,有时自排尿开始到结束都能看见肉眼血尿,尿液可呈鲜红色、茶叶水色、酱油色或洗肉水色,但多数血尿只能在显微镜下发现。位于输尿管壁段的结石还可以出现尿频、尿急、尿痛的症状。

(2) 下尿路结石:主要是膀胱结石、尿道结石。它们所引起的症状各不相同。膀胱结石常表现为排尿中断和尿痛。疼痛为下腹部和会阴部钝痛,亦可为明显或剧烈的疼痛,排尿终末时疼痛加剧。同时可伴终末血尿。患者常欲保持卧位以求疼痛缓解。结石若嵌于膀胱颈口，可出现明显的排尿困难，亦可出现排尿中断或发生急性尿潴留。患者必须改变体位或摇晃身体，才能继续排尿。此时突然发生剧痛，男性可放射至阴茎、阴茎头和会阴部。小儿膀胱结石患者，当结石嵌顿时，常疼痛难忍，大汗淋漓，大声哭叫，用手牵拉或搓揉阴茎或手抓会阴部，并变换各种体位以减轻痛苦。尿道结石表现为排尿困难，呈滴沥状，有时出现尿流中断及尿潴留。排尿时有明显的疼痛，而且放射至阴茎头部。后尿道结石有会阴和阴囊部疼痛。并发感染者尿道内有脓性分泌物流出。女性尿道憩室结石，常有尿频、尿急、尿痛、脓尿和血尿，性交痛为突出的症状。男性的前尿道结石除尿道有分泌物及尿痛外，在阴茎的腹侧可出现一逐渐增大且较硬的肿块，有明显压痛但无排尿梗阻症状，用力排尿有时可将结石冲出。

无论上尿路结石还是下尿路结石，都可能造成不同程度的局部损害、梗阻和感染。当尿路梗阻严重、引起巨大肾积水时，患者会感到腰酸、腰胀，甚至可以摸到腰部肿块。当发生尿路感染时还可出现尿频、尿急、尿痛，严重时出现发热的症状。

应该指出的是，在上述症状中，肾绞痛、血尿、尿路感染是患者自己能够发现的，而肾积水及肾功能损害则是患者自己不能发现的。从某种意义上说，后者对患者的危害性远比肾绞痛大。正因为如此，我们对后者更应该重视。

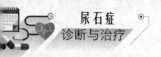
尿路结石为什么会引起肾绞痛

经历过肾绞痛的人，一定不会忘记那难以忍受的痛苦。肾绞痛为什么会让人产生这种刻骨铭心的记忆呢？这是因为尿路结石在肾盂或输尿管内移动，造成机械性刺激，引起相应部位的平滑肌痉挛，通过神经传导及生理反射传递到肾区、输尿管或膀胱区域，从而引起相应部位的疼痛感，即出现肾绞痛。还有，当结石造成尿路急性部分梗阻时，会使输尿管产生强烈蠕动甚至痉挛，也可引起肾绞痛。此外，当急性尿路梗阻时肾盂内压力增高，刺激肾髓质合成前列腺素，而前列腺素使肾血流量增加并抑制抗利尿激素，产生利尿作用，进一步增加肾盂内压力，因此加重了肾绞痛的程度。这就有点像产妇生孩子，当婴儿下降娩出的时候会感到特别疼痛，一旦生下孩子疼痛就会缓解。所以当结石移动，引起输尿管平滑肌痉挛时会出现剧烈的疼痛，一旦结石排出或移位，输尿管痉挛解除，肾绞痛就会随之缓解。

尿路结石为什么会引起血尿

许多患者发现有血尿时，都非常紧张，生怕得了什么不治之症。经过检查确定为尿石症后才如释重负。尿路结石为什么会造成血尿呢？血尿的出现是否说明病情很严重呢？

血尿可分为肉眼可见的肉眼血尿和只有在显微镜下才能检查出红细胞的镜下血尿两种。尿石症的血尿大多数为镜下血尿，人的眼睛并不能看到，只有少数血尿能被肉眼所看到。新鲜的肉眼血尿呈鲜红色，如血尿在体内停留的时间长了，尿液的颜色就可能呈茶水色、酱油色或洗肉水色。

尿路结石引起血尿的原因主要如下。

（1）结石在肾、输尿管或膀胱内移动，造成输尿管膀胱黏膜的机械性损伤，黏膜红肿充血，进而产生血尿。

（2）尿路结石造成肾、输尿管或膀胱炎症感染，造成黏膜的炎症性红肿充血而引起血尿。

（3）尿路结石合并肿瘤时，因肿瘤血管异常丰富而且容易破裂并引起血尿。

由此可见，血尿的出现（特别在肾绞痛时出现血尿）并不一定说明病情很严重，但这毕竟是一种讯号，应当引起患者的注意和重视。如果在肾绞痛缓解后仍有血尿，就应该想到有合并肿瘤的可能。这时，到医院检查才是最明智的选择。

尿石症为什么会引起尿路刺激症状

我们通常把尿频、尿急、尿痛这三大症状称为尿路刺激症状。很多人都知道出现尿路刺激症状一般意味着是尿路感染。但是，尿石症患者即便没有尿路感染，也会出现排尿次数增多、

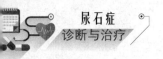

排尿非常着急,有时还会有排尿疼痛的症状。尿石症患者出现这些尿路刺激症状的原因主要如下。

当结石从肾脏经输尿管下降到输尿管膀胱壁间段时,可能因膀胱壁间段生理性狭窄而使结石嵌顿于此处,而壁间段的神经支配与膀胱三角区相同,所以结石在此可刺激膀胱三角区,引起尿频、尿急的症状。输尿管结石在下移过程出现尿频、尿急症状,往往预示结石已到达输尿管壁间段,结石的排出就指日可待了。

膀胱结石在膀胱内移动直接刺激膀胱三角区,可引起尿频、尿急。当结石位于膀胱颈口或尿道内时,结石刺激膀胱颈口或尿道外口,引起尿频、尿急或尿痛。

当然,如果尿路结石造成肾、输尿管的机械性梗阻,使尿液滞留时间延长,就会合并尿路感染。而肾或输尿管的感染都可能使细菌随尿液流入膀胱,造成膀胱黏膜水肿、充血、炎性浸润、浅层溃疡。当膀胱黏膜受到炎症的刺激就会出现尿频、尿急、尿痛的症状。

所以,当尿石症患者出现尿频、尿急时,表明膀胱或尿道受到直接刺激或炎症刺激,应当及时到医院检查和治疗。

尿石症为什么会引起尿路感染

一部分尿石症患者可以合并尿路感染,这主要是由于尿路结石合并梗阻时,会造成尿液的淤滞。俗话说"流水不腐,户枢不蠹"，引流不畅的尿液就会成为致病菌的滋生地。结石作为人体内的异物会促进感染的发生，使病菌易于侵入和繁殖，而感染又可加速结石的增长和肾实质的损害，结石和感染两者可互为因果。因此，在结石未被去除前，感染往往不易控制。有时，感染加重，还会出现发热，甚至是持续性的高热。其原因如下。

（1）肾结石合并感染会造成肾内的炎性病变，包括肾盂肾炎、肾实质脓肿、肾积脓及肾周围炎。一般来说，无积水的肾结石感染为肾盂肾炎，有肾积水时合并感染可发展为肾积脓，两者都可并发肾周围炎。当肾内发生炎性病变造成急性严重感染时，就会出现发热症状。发热的出现说明结石造成的感染十分严重。

（2）输尿管结石合并感染可使输尿管扩张更为显著，在管腔内形成脓性尿液，并向上使感染扩展至肾脏，管腔外引起输尿管周围炎，也可能引起发热。

（3）膀胱结石并发感染可使膀胱黏膜发生滤泡样炎性病变或溃疡，晚期可引起膀胱周围炎，严重时则出现发热。

（4）尿道结石合并感染可发生尿道局部炎症、尿道周围炎或尿道周围脓肿，脓肿可向阴囊、会阴溃破形成尿瘘，也可能引起发热。尿道憩室合并感染时也可有发热。

（5）有时当患者在全身抵抗力下降时，即使是结石造成的轻度感染也可能引起发热。

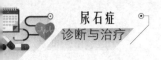

膀胱结石患者为什么会出现排尿中断的症状

排尿中断是膀胱结石常见的症状之一。它与有些前列腺增生症患者的两次排尿不同。两次排尿是指因为种种原因(尤其在有尿路梗阻时)膀胱逼尿肌的收缩力不能一次将尿液排尽,而需换口气用腹部加压的方法再次用力才能把尿排尽的情况。这些患者几乎每次排尿都会有两次排尿。排尿中断是指在排尿的过程中,突然排不出小便,同时常伴有剧烈的疼痛;稍稍活动并改变体位后,又能再次进行排尿。这种患者并不一定每次排尿都会出现排尿中断的情况。这是因为排尿时,膀胱内的结石会随尿液的流动而改变位置,如果结石正好移动至膀胱颈口,就会突然堵住尿流通道,造成排尿中断。而当患者睡下、坐下或做跳跃运动时,结石又会随患者体位的改变而从膀胱颈口移开,此时患者又能继续排尿。膀胱就好像我们家里洗东西用的水斗,水中无杂物时,排水非常通畅。如果水中有杂物,在排水时杂物会随水流而堵塞水斗的出口,水流就会突然中断;而当我们取走杂物后,水流又恢复通畅。

但是,并非所有膀胱结石患者都会出现排尿中断的症状。如前列腺增生症合并膀胱结石的患者,因为增生的前列腺突向膀胱使尿道内口的位置升高,站立位时结石只能沿前列腺周围排列而不能随尿流堵住尿道内口,就不会出现排尿中断的症状。对于这种患者,不能因为没有排尿中断的症状而误认为没有合并膀胱结石。

为什么有些结石很小却不能自行排出

按照常理,凡是结石总是大结石不易排出,而小结石(如直径<5 mm 的结石)就一定能自行排出。事实却并非完全如此。有时候,大的结石很快排出体外,而有些结石虽然很小,经过很长时间的排石治疗后,却仍然不能自行排出。为什么呢?

(1) 结石的排出与结石所在的部位有关:位于肾小盏而肾盏颈部又有狭窄的结石,或位于肾盏憩室内的结石而憩室的颈部也有狭窄时,由于存在解剖上的问题,结石往往很难排出。

(2) 与结石在某一部位停留的时间有关:当结石在某一部位停留时间较长时(一般>30 天),就容易与该部位的黏膜产生粘连,即使有尿液的冲刷,结石也很难排出。

(3) 与结石所在侧的肾功能有关:当患侧肾功能减退时,不能产生足够的尿液来促使结石排出。

(4) 与结石所在部位以下有无梗阻有关:当结石所在的部位下方合并有息肉、肿瘤、外来压迫(如腹膜后的转移性肿瘤)或狭窄(如炎症)时,会造成梗阻,使结石不能排出。

(5) 与结石的形态有关:如结石表面光滑则容易排出,如结石表面粗糙甚至带刺则结石很难排出。还有一种可能是,有的在 X 线平片上看似很小的结石,因其周边的晶体为可透 X 线的成分,实际体积却较大,故不容易排出。

所以,当发现结石很小而很久不能排出时,为避免造成严重的

并发症,即使没有症状也应该配合医生检查,并做出相应的处理。

为什么尿路结石会引起尿路肿瘤

　　尿石症有可能合并尿路上皮的肿瘤。肿瘤可以是良性息肉,也可以是移行细胞癌、鳞状细胞癌等恶性肿瘤。结石长期停留于尿路的某一部位,会对局部黏膜产生损害和机械性刺激,引起局限的炎性增生,形成息肉。息肉包括炎症性息肉和纤维性息肉,呈红色或苍白色,形状为菜花或桑葚样,部分息肉可具有肿瘤的结构特征,称为息肉样肿瘤,多数为良性。结石、感染的长期慢性刺激还有可能导致黏膜上皮增生改变、乳头样增生、鳞状化生,最后引起鳞状上皮细胞癌。前列腺增生症合并膀胱结石时,由于在排尿时结石对膀胱颈口的反复撞击,也会导致局部黏膜损伤、炎症和恶变。结石和感染的长期刺激还可能使膀胱上皮增生而形成囊性或腺性膀胱炎,部分增生上皮向黏膜下结缔组织延伸而成 Brunn 细胞巢,并在此基础上演变为腺癌。

　　因此,对病程时间长的肾、输尿管和膀胱结石患者,应警钟长鸣,一定要弄清楚是否合并肿瘤,万万不可粗心大意。

尿石症患者在什么情况下会出现无尿

　　首先我们应当了解,所谓无尿不是指在一个短时间里不排尿,也不是指排不出尿,而是指一天24小时的尿量在100 ml以下。无尿是尿石症一个非常严重的并发症,患者常有不同程度的氮质血症和水、电解质失衡。如不治疗,病情会逐渐加重,甚至出现急性肾衰竭,危及患者的生命。所以,当尿石症患者发现24小时尿量明显减少时,就应马上到医院就诊,不能延误治疗。

对出现急性无尿的尿石症患者,必须首先弄清楚导致无尿的原因,且刻不容缓。尿石症患者出现无尿的原因主要有:①双侧输尿管同时完全梗阻;②独肾(先天性独肾或对侧肾脏因病被手术切除)因输尿管结石引起完全性梗阻;③一侧肾脏已无功能,另一侧肾脏发生输尿管完全梗阻。

无尿可以突然发生,也可在尿量逐渐减少的基础上发生。当考虑到无尿可能与结石造成的输尿管梗阻有关时,医生常常要通过拍摄 KUB 平片及 B 超来明确结石所在的部位及肾积水的程度。如果 KUB 平片及 B 超都不能发现结石,就要即刻做 CT 平扫来明确诊断。确定诊断后,医生通常会急诊对一侧或双侧输尿管逆行插管来引流尿液。插管失败时则需要急诊在 B 超引导下经皮肾造瘘以引流尿液。同时给予急诊的体外冲击波碎石或手术治疗。手术治疗又可分为经输尿管镜激光碎石或气压弹道碎石或输尿管切开取石术等。总之,只要处理及时,取出结石、解除梗阻,肾功能就可能得到一定程度的恢复。否则,错失良机,就会给患者带来无法弥补的后果。

为什么有些患者尿中会经常排出细沙样结石

众所周知,任何结石都是从小到大的。最容易排出体外的自然是那些细小的结石。有的尿石症患者有时会从尿中排出一些结石细沙,甚至可经常反复排出。这些结石可以是自行排出的,也可以是口服排石药物后排出的。排出的结石可小如泥沙样,大到芝麻或米粒大小。排石时可伴有尿频、尿急、尿痛、血尿等症状,也可有严重的肾绞痛发作。结石排出后应摄 KUB 平片或做 B 超检查,以确定尿路中是否还有结石。如仍有结石,表明结石为多发性,仍需继续治疗。但 KUB 平片未能发现结石,则不一定说明结石已经全部排出,因为一些小的结石或者泥沙样结石在 KUB 平片中不能显示出来。由于这种反复不断排出的结石通常是由于代谢原因所造成的,为了明确细沙样结石究竟是哪一种代谢原因造成的,应该对此类患者做详细的代谢研究,还应将结石细沙收集起来,送实验室进行化学成分分析,为防治结石复发提供参考。

阑尾炎与尿石症有什么不同

右侧输尿管结石引起的肾绞痛有时与急性阑尾炎的腹痛很相似,临床上不乏将右输尿管结石引起的肾绞痛误诊为急性阑尾炎甚至行阑尾切除术的病例,结果非但没有解除患者原有的痛苦,反而给患者增加新的痛苦。其实,只要详尽地询问病史、仔细地进行体格检查,配合必要的辅助检查手段,一般还是不难将两者鉴别开来。

1. 症状

转移性右下腹痛是急性阑尾炎的特点,70%～80%的患者发病开始时觉上腹或脐周疼痛,数小时至十几小时后疼痛会转移至右下腹部。腹痛的性质和轻重与阑尾炎的程度有一定关系。单纯性阑尾炎多呈隐痛或钝痛,程度较轻。化脓性阑尾炎多呈阵发性剧痛或胀痛,还可伴有高热、寒战等症状。而肾绞痛常位于肋脊角、腰部或腹部,一般呈严重的刀割样绞痛,程度剧烈,常突然发作,可伴有下腹部的放射痛及尿频、尿急、尿痛等排尿症状。除非合并感染,一般不会发热。

2. 体征

急性阑尾炎患者在右下腹有固定而明显的压痛及反跳痛,而且当腹痛尚未转移至右下腹前,压痛已固定在右下腹,这对急性阑尾炎的诊断具有重要的意义。而肾绞痛则多为肾区的叩击痛。

3. 检查

多数急性阑尾炎患者血中白细胞计数及嗜中性粒细胞计数都有不同程度的增高,尿常规一般正常或仅有少量红细胞、白细胞。多数肾绞痛患者的血常规一般正常,而尿常规中可有不同程度的红细胞或白细胞,个别患者尿中还可以见到晶体颗粒。B超检查简单易行,可发现肾或输尿管结石及结石所引起的肾积水。急诊 X 线腹部平片或 CT 扫描有助于明确诊断。必要时还可行急诊肾图检查,根据有无梗阻曲线来进行鉴别。

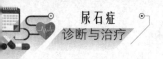
尿路结石有哪些常见的并发症

尿石症患者如果结石长期滞留在体内或固定在一个位置，就会出现一系列并发症。常见的并发症主要如下。

(1)尿路梗阻：一般可造成梗阻以上尿路的积水。如输尿管下段结石可造成中、上段输尿管及肾积水。严重的肾积水会使肾皮质变薄，肾功能受损。结石造成的梗阻通常是不完全性的，若双侧输尿管或尿道梗阻则可出现尿闭，严重者可发展为尿毒症。

(2)局部损伤：小的结石活动度大，局部损伤较轻。大而固定的结石可使肾盏、肾盂上皮细胞脱落，出现溃疡、纤维组织增生，以致间质纤维化。结石常损伤血管，引起血尿。

(3)感染：结石合并感染后，在结石排出或取出前一般很难治愈。这种感染可以是肾盂肾炎、肾积脓、肾周围炎及肾周围脓肿和膀胱炎等。值得注意的是，感染可进一步加速结石的增长和肾实质的损害。

(4)肿瘤：尿路结石对黏膜的长期刺激会造成黏膜的损伤、感染、病变，尿路移行上皮长期受结石刺激后，可发生黏膜的鳞状上皮化生，并可发展为鳞状上皮癌。

(5)肾功能损害：由于结石长期停留在尿路的某一部位(特别是在输尿管)，就会引起梗阻。于是，梗阻上方尿路的压力逐渐增高，使肾组织缺血、变性、坏死，肾皮质变薄，肾功能逐渐降低。这是由尿石引起的最严重的并发症。

尿石症的诊断

用于诊断尿路结石的方法有哪些

尿路结石的诊断方法很多。大致包括询问病史、体格检查、实验室检查、影像学检查等。

1. **询问病史**

首先应了解患者的职业、饮食饮水习惯、服药史,以往有无排石的情况及有无痛风、原发性甲状旁腺机能亢进等病史。

2. **体格检查**

肾绞痛发作时,患者躯体屈曲,腹肌紧张,脊肋角有压痛或叩痛,有明显肾积水者在腹肌放松时可触及增大的肾脏。肾绞痛缓解期,也可有患侧脊肋角叩击痛。输尿管结石患者有时在患侧输尿管有压痛,直肠指诊有时可能触及输尿管下段的结石。膀胱结石较大时,男性经直肠和下腹部、女性经阴道和下腹部的双合诊可摸到结石。对尿道结石,男性的前尿道结石在阴茎或会阴部可摸到,后尿道结石则可经直肠摸到。女性患者经阴道可摸到结石及憩室。

3. **实验室检查**

主要有化验尿液、血液及对结石进行化学成分分析。

4. **影像学检查**

(1) X线检查:是诊断尿路结石最重要的方法。通常先拍一

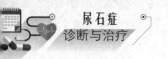
张腹部平片,医生称为KUB平片,但它只能初步了解有无结石,以及结石的位置、数目和大小,不能作为确诊依据。要想在诊断结石的同时了解结石更多资料及结石对肾功能的影响,还应行排泄性尿路造影。如果排泄性尿路造影结果仍不满意,可经膀胱镜插入输尿管导管,直接向输尿管、肾盂内注入造影剂,这就是逆行肾盂造影。或是经皮肤作肾穿刺后注入造影剂,行肾穿刺造影。在逆行造影时,对与输尿管导管重叠的可疑钙化阴影还可以拍摄双曝光平片,如钙化阴影移动的距离和导管完全一致,即表明阴影在导管的同一平面,有助于输尿管结石的诊断。

(2) B超:可对肾、输尿管、膀胱内有无结石,肾脏有无积水,肾脏、输尿管、膀胱内有无其他合并病变做出诊断。

(3) 放射性核素肾图:也是一种简便的、无创伤的检查方法,可以及时了解肾功能的情况,确定尿路有无梗阻。急性肾绞痛时如诊断不明确,可行急诊肾图检查。它可以对功能性梗阻及机械性梗阻进行鉴别,有助于及时做出诊断。

(4) CT或磁共振检查:对经上述检查仍不能明确诊断的患者,以及对腹部平片不能明确诊断的一些可透 X 线的输尿管小结石,通过 CT 扫描及三维重建可明确结石的部位及梗阻的程度,从而大大提高肾绞痛的诊断率。

总之,诊断尿路结石的方法很多,这些方法又是相互补充的,通常医生会根据患者的实际情况由简单到复杂、循序渐进地安排检查,患者应配合医生共同做好检查,以便尽快做出诊断。

尿石症的诊断中应该包括哪些方面

对于每一个患者来说,不管得了什么病,首先是要得到明确的诊断。对尿石症患者也是如此。电影《地道战》里有这么一句台词:"不见鬼子不拉弦。"我们要求在对患者开始治疗之前,必须得到一个完整的诊断。

首先,要确定有没有结石。很多人在单位例行的体格检查时,肾脏的B超报告单会有"肾结石""肾结晶"的诊断。实际上真正意义上的肾结石并不如想象中的那么多。为了证明究竟有没有肾结石,一般可以先拍泌尿系X线平片,得到一个初步的结论。但应当注意,有些X线能够透过的结石(如胱氨酸、尿酸结石)在X线片中是不能显示出来的。

其次,要弄清有多少结石。是一个还是有很多个,对多个结石要尽可能数清楚有几个结石。

第三,要看结石在什么部位。单个结石要看是在肾脏、输尿管还是在膀胱。肾脏的结石还要看是在肾脏的哪个部位,输尿管结石则要看在哪一段输尿管。多个结石则要看清每一个结石的部位,在同侧还是在两侧。

第四,要根据结石在X线片上的密度来分析结石可能的成分。一般以患者腰椎横突的密度作比较。比腰椎横突骨密度高的一般是草酸钙结石,密度较低的一般是胱氨酸或磷酸镁铵结石,尿酸结石在X线片上不能显影。

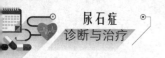

第五,要明确结石有没有造成并发症,如梗阻、结石、肿瘤、肾功能损害等。在有创性治疗之前,必须要对患侧肾功能有明确的评估。

第六,要弄清结石是什么原因造成的。虽然不一定每个患者都能做到这一点,但我们还是应该尽力去做到。因为这对于治疗来说,是十分重要的。有些先天性畸形、泌尿系肿瘤、前列腺增生症等都与尿石症的发生有密切的关系,应该而且也能通过检查发现。

只有弄清了上述这些问题之后,才算得到了一个完整的诊断。在没有弄清楚诊断的情况下就进行治疗是极其错误的,必然会造成严重的后果。

有哪些与尿石症诊断有关的血生化检查

有的尿石症患者不明白为什么尿路中有结石却要化验血液。这是因为通过血液的化验,可以了解尿石症患者的肾功能及肾结石形成的病因。这些血液化验项目包括血清钙、磷、葡萄糖、尿酸、电解质、二氧化碳结合力、尿素氮和肌酐。另外,通过化验血常规及出凝血时间了解患者有无贫血、有无凝血功能障碍,从而判断有无手术或体外冲击波碎石术(ESWL)的禁忌证。与尿石症有关的血液检查项目主要如下。

(1)血常规检查:一方面了解患者的一些基本情况,更重要的是是否合并尿路感染。血液中的白细胞会明显升高提示结石合并严重的感染(肾积脓)。

（2）血清电解质：正常成人血清钙为 2.1～2.6 mmol/L，无机磷为 0.97～1.45 mmol/L。原发性甲状旁腺机能亢进的患者血清钙高于正常值（>2～6 mmol/L），且同时伴有血清无机磷降低，是含钙尿路结石的重要原因之一。

（3）尿酸：正常成人男性血尿酸不超过 70 mg/L，女性不超过 65 mg/L。当超过此值时为高尿酸血症。痛风的患者血中尿酸常增高，高尿酸血症常伴有尿尿酸的过多排泄，是尿酸结石形成的重要原因之一。

（4）血糖：2 型糖尿病患者很容易形成结石，故应明确患者有无糖尿病。如可能，最好再加测血胰岛素水平。

（5）肾功能：血中尿素氮和肌酐的测定可了解患者的肾功能。当肾功能受到损害时，血中的尿素氮、肌酐可有不同程度的增高。如合并酸中毒，则血清电解质可有改变，血清钠和二氧化碳结合力降低、血钾有不同程度的升高。肾小管酸中毒时可出现低钾和高氯血性酸中毒。

必需指出的是，只有两侧肾脏的功能都受到损害时，血尿素氮和肌酐检查才可能表现为异常。即便一侧肾脏完全失去功能，只要对侧肾脏的功能正常，血尿素氮和肌酐检查就可以是正常的。因此，在阅读肾功能的报告时要考虑到这一点。同位素肾图检查可以分别测量两侧肾脏各自的功能，此时可以派上用场。

此外，最新研究表明，当肾结石患者抽血行代谢性评估来查找结石病因时，仅血清钙测定有价值，其他检测指标特异性，有意义的异常发现有限，应该收集 24 小时尿液进行代谢评估以发现可能存在的代谢异常，尤其是对复发性结石和高危结石患者，详见后续章节。

有哪些与尿石症诊断有关的尿液检查

对尿石症患者的尿液检查可分为一般检查和特殊检查。

1. 一般检查

即众所周知的尿常规,它包括 pH、比重、红细胞、脓细胞、蛋白、糖、结晶等。最好留取新鲜中段尿液进行检查。如尿常规显示红细胞>3 个/高倍视野时为血尿;白细胞>5 个/高倍视野时为脓尿。尿石症患者的尿常规检查可以发现有许多红细胞、白细胞或晶体。尿常规检查时报告的隐血对尿石症的诊断没有特殊的意义。尿晶体检查可提供有关结石成分的线索,如发现胱氨酸结晶提示为胱氨酸尿患者,可能有胱氨酸结石;如发现尿酸结晶,常提示尿酸结石的可能;发现信封样的晶体就可能是草酸钙结石;由磺胺类药物引起结石的病例,尿中会发现磺胺结晶。另外,尿 pH 的高低也可提示某种类型的结石,磷酸钙、碳酸磷灰石结石患者的尿 pH 常高于 7,呈碱性;而尿酸、胱氨酸和草酸钙结石患者的尿 pH 常<5.5,呈酸性。

2. 特殊检查

包括尿细菌培养及药物敏感实验,24 小时尿量、钙、磷、草酸、尿酸、镁、枸橼酸、胱氨酸、肌酐测定等。

(1) 尿细菌培养:可以了解尿石症患者合并尿路感染的致病菌。应留取清洁中段尿,这就要求患者先冲洗外阴并消毒尿道口,然后持续排尿,用医生提供的特殊器皿留取中段尿液。菌落计数>10^5/ml 者为阳性。药敏试验则可指导医生选择最有效的抗生素。

(2)尿量:根据 24 小时尿量的多少,不仅可以分析结石形成的原因,而且也是预防结石形成的重要依据。如胱氨酸结石患者可根据胱氨酸的日排出量,计算溶解这些胱氨酸所需的尿量,只要长期保持超过溶解胱氨酸的尿量,就能有效地防止胱氨酸结石的复发。注意尿液计量要准确,不能漏计大便时排出的尿液。

(3)尿钙测定:24 小时尿钙排泄正常男性<300 mg、女性<250 mg;或平均每公斤体重 4 mg 以下,超过此标准者为高尿钙,高尿钙是含钙尿石形成的致病因素之一。

(4)尿磷测定:正常人随机饮食下 24 小时尿无机磷<700 mg,尿无机磷排泄增加使磷酸氢盐易在尿液内结晶,形成微小核心,诱导草酸钙结石的形成或成为含钙结石的组成部分。

(5)尿尿酸测定:正常人 24 小时尿酸排泄量男性<700 mg,女性<650 mg,超过此值者称为高尿酸尿,高尿酸尿与部分尿酸结石及特发性含钙肾结石有关。

(6)尿草酸测定:尿草酸盐增加是形成结石的最主要致病因素,正常人尿草酸排泄值 20~50 mg,超过 50 mg 为高草酸尿。原发性高草酸尿患者每日排泄量超过 100 mg,部分特发性含钙肾结石患者排泄量高于正常值,但超过 100 mg 很少见。

(7)尿胱氨酸测定:胱氨酸结石患者尿中胱氨酸含量远高于正常,异合子胱氨酸尿患者每日排泄量低于 400 mg,同合子胱氨酸尿患者常高于 400 mg,甚至达 1 000 mg 以上,而正常人每日胱氨酸尿排泄量绝不超过 100 mg。

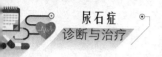

（8）尿镁测定：正常人每日排出镁 50～200 mg，低于正常值为低镁尿，低镁尿可能是结石形成的原因之一。

（9）尿枸橼酸测定：正常人每日枸橼酸排泄量超过 320 mg，低于此值称为低枸橼酸尿。低枸橼酸尿是肾结石形成的重要因素，如肾小管酸中毒和部分特发性含钙肾结石患者可见到尿枸橼酸明显降低。

总之，尿石症患者的尿液检查十分重要，它可以帮助我们了解结石有无并发感染，结石可能的成分，并对结石如何治疗及预防起指导作用。遗憾的是，并非每家医院的化验室都能完成上述所有化验，我们只能尽可能地做些项目，尽可能地完善我们的诊断。

对尿石症患者进行尿液化验时为什么要留取 24 小时的尿液标本

众所周知，进行血液的化验常常需要抽取清晨的空腹血液。但是，若要对尿液的生化指标进行检查，就需要留取 24 小时的尿液标本。这是为什么呢？

这是因为每个人一天中排尿的次数、尿液的量及浓度变化很大，只测定一次小便的尿液不可能正确地反映出代谢的情况。作为代谢产物，每天的排泄量是基本恒定的，只有把 24 小时的尿液收集在一起进行检查，才能比较准确地反映患者的代谢情况。有的地方只根据清晨第一次尿液尿钙测定的结果来计算其 24 小时尿钙排泄量，是极其错误的。

怎样准确地留取 24 小时的尿液标本

为了准确地获得尿液的生化指标,应该正确地留取 24 小时的尿液标本。

一般先自行确定一个留尿的时间,比如以第一天早晨的 6 点到第二天早晨的 6 点作为计算 24 小时尿量的规定时间,那么,在第一天早晨 6 点应先去厕所把膀胱内的尿液排尽,然后把随后每次小便的尿液都收集到容器内,直到第二天早晨 6 点,最后一次把膀胱内的尿液排入容器内。这样收集到的尿液就是正确的 24 小时尿。为了能容下 24 小时的尿液,应该准备一个足够大的容器,同时还要在容器内放置一些防腐剂(特别在夏天气温比较高的时候)防止尿液变质。此外,在留取标本时,应该按照平时的饮食习惯进食,以免人为干扰化验结果。

为携带方便,通常先用量筒测量尿液的总量。然后,取出一部分尿液置于一个小的容器内,把标本送到检验科,同时标明 24 小时尿液的总量。医生会根据送检尿液的测量数据及 24 小时尿液的总量计算出化验结果。

腹部 X 线平片检查在尿石症的诊断中有何作用

腹部 X 线平片是诊断尿石症的重要手段。因为不同成分的

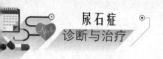

尿路结石对 X 线透过的程度不同,在 X 线平片上反映的阴影致密度也不同。因此,并不是所有的尿路结石都能通过 X 线检查来诊断。90％以上的尿路结石都含钙盐,可以根据在 X 线平片上显示的致密影来做出诊断,但是还有 10％的尿路结石(如尿酸结石)因为能透过 X 线,而不能被 X 线平片所发现,还需行排泄性尿路造影才能明确诊断。

在摄 KUB 平片前应做好肠道准备。但在急诊情况下,为了尽快明确诊断,也可以立即摄 KUB。

尿石症患者在进行 X 线检查前怎样做肠道准备

由于泌尿器官与周围组织缺乏良好的自然对比,肾脏的轮廓仅由肾周筋膜中一层薄而浅的脂肪组织阴影衬托,在腹部又有胃肠道气体、食物和粪便等阴影重叠,会对医生阅读 X 线片产生干扰,一些小的结石或密度较低的结石会受到腹部其他阴影的影响而无法做出肯定的诊断。因此,在摄 X 线平片前必须做肠道准备,以减少肠道内容物等的影响。此外,检查前 2～3 天内禁服重金属药物,近期内做过消化道钡剂造影的患者应在确定钡剂已经排尽的情况下才能进行泌尿系统的造影检查。

通常采用的肠道准备方法是:检查前 1 天进少渣饮食,检查前晚临睡前服用轻泻剂如复方番泻叶(番泻叶 30 g,甘草 10 g,木香 10 g,厚朴 10 g,开水冲服),也可应用恒康正清等药物进行肠道准备。体弱或不能服用泻药者,可于检查当天行清洁灌肠。检查当天应禁食早餐。

腹部 X 线平片检查尿石症诊断中有哪些特殊情况

　　由于大部分尿路结石都
含有一定量的钙(如草酸钙、
磷酸钙、磷酸镁铵结石等),都
能在腹部 X 线平片上显示出
来(图 5)。根据结石中含钙量
的多少,腹部 X 线平片上显示
出来的密度也不一样。一些
不含钙的结石(如胱氨酸、尿
酸结石),腹部 X 线平片上就
显示不出来。

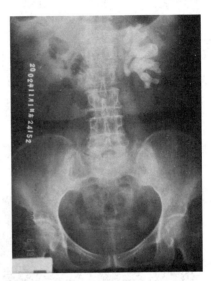

图 5　左肾铸型结石 X 线片

　　尽管大部分尿路结石都
是不透 X 线的,但 X 线片上
显示的泌尿系统区域内的不透光阴影并不一定就是结石。实际
上,腹部很多钙化的阴影都可以与尿路结石相混淆。这些钙化
的阴影主要有:①拍片前未做好肠道准备或肠道准备不满意,许
多肠道内的污物、肠道内气体;②肠系膜淋巴结及腹腔内的其他
钙化阴影;③骨骼部分的骨岛形成(如骶髂关节区域)、第 11、12
肋软骨的钙化;④骨盆区域的静脉钙化所形成的"静脉石"阴影;
⑤患者体外的异物干扰(如纽扣、裤带上打的结等);⑥消化道钡
剂检查后没有排净的钡剂;⑦胆道结石影;⑧肾组织的钙化影。

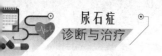
尿路走行区的这些阴影虽然会对结石的诊断带来一定的困难，但它们无论在形态、部位、密度等方面都有自己的特点，医生在读片时一般都能做出正确的诊断。必要时可求助于造影检查进行鉴别。

尿石症患者为什么要做排泄性尿路造影

排泄性尿路造影又称静脉尿路造影(intraven ous urography, IVU)，是尿石症诊断中非常重要的检查方法，它不仅可以显示整个尿路的形态(图6)，明确梗阻的部位，还能估计肾脏的功能。其作用也是 CT、B 超、磁共振等检查所不能代替的。

造影前除了要做肠道准备外，还要做造影剂的碘过敏试验。最可靠的碘过敏试验方法是静脉内注射 30% 的泛影葡胺 1 ml，观察 20 分钟，有无休克、面红、皮疹、恶心、呕吐、胸闷、心慌及其他过敏症状。碘

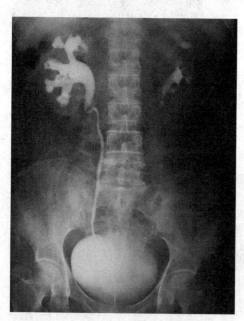

图 6　右肾下盏阴性结石造影

过敏试验阳性者不能用泛影葡胺作造影剂,必须造影时,可使用非离子型造影剂(碘比醇、碘佛醇、碘海醇、碘克沙醇等)。由于过敏反应的可能性更低,目前非离子型造影剂的使用更加广泛。

1. IVU 的禁忌证

先前有造影剂过敏史者、妊娠及中度或重度肾功能不全者、发热及患严重心、肝疾病者、甲状腺功能亢进者、全身情况极度衰竭者都为 IVU 的禁忌证。肾功能不全者由于不能满意地显示图像、造影剂还有可能加重肾功能不全,最好不做 IVU。如必须检查,造影前应多饮水,且最好用低渗造影剂;还可应用甘露醇(在造影剂注入后用)或呋塞米(可先用,也可后用)并饮水。糖尿病及多发性骨髓瘤不是 IVU 的禁忌证,但如合并充血性心力衰竭或肾功能不全,则应慎用。

2. 排泄性尿路造影的操作方法

患者平卧,按常规先摄尿路平片后,腹部置压迫带。静脉内注入 60%(或 76%)泛影葡胺 40 ml,分别于 7 分、15 分、30 分(此时解除压迫带后摄片。一般情况下,7 分钟片观察肾脏的功能,15 分钟片观察肾脏集合系统的形态,30 分钟片观察肾脏的排泄及膀胱的形态。应尽可能使 IVU 达到诊断目的。如果因为种种原因在 30 分钟片中还不能达到诊断目的时,应根据情况适当延长摄片的时间,直至达到诊断目的。对输尿管壁间段的结石,如因与充盈的膀胱影重叠而影响诊断时,可嘱患者排尿后再摄片。

对肾盂明显扩张的患者,如在规定的时间内因造影剂没有到达梗阻的部位而不能明确是否存在梗阻时,可行利尿 IVU。即在静脉内注入速尿(呋塞米)20 mg 后继续摄片。如无明确的

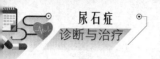

梗阻,造影剂会迅速排出肾盂,否则,造影剂仍会继续滞留在肾盂内。

对常规 IVU 显影不满意的病例,可施行大剂量静脉滴注尿路造影。这在结石长期梗阻导致患侧肾功能减退及需观察全尿路的患者中更有价值。方法是在 5～10 分钟内经静脉快速滴注100 ml 造影剂(加入 100 ml 的 5％葡萄糖液内,糖尿病患者改用生理盐水),注射开始后 10 分钟开始摄片。造影时腹部不加压迫带。

不少患者对需要做排泄性尿路造影很不理解,认为是多此一举,增加不必要的经济负担,甚至拒绝检查。这种观点是错误的。如果不做排泄性尿路造影,就不可能了解患侧肾脏的功能、不可能了解输尿管结石下方是否存在梗阻的病变等,不仅会给治疗带来很大的困难,还会埋下隐患。最严重的是,在患肾功能严重受损的情况下盲目施行碎石治疗,可导致肾功能完全丧失。

急性肾绞痛时可以做排泄性尿路造影吗

过去认为急性肾绞痛时是不能进行 X 线造影检查的。这主要是因为急性肾绞痛时患者十分痛苦,常常大汗淋漓、辗转不安,无法配合医生进行检查;患者也没有做好任何准备(如没有进行肠道准备、造影剂的过敏试验等);有问题的一侧肾脏在常规的造影时间内不一定能显影等。再加上放射科工作安排方面的原因,至今很多医院对急性肾绞痛患者仍不进行 X 线造影检查。

对于有必要的患者，还是可以在急性肾绞痛时进行 X 线造影检查的。只要做好必要的准备(如给患者缓解疼痛)并适当延长造影的时间，是完全可以得到明确地诊断的。这时可见患侧肾脏显影时间延长、肾脏体积增大、造影剂在结石的部位排泄受阻，从而得到一个明确的诊断。如果在进行 X 线造影检查前做一次肾图检查，并发现有症状的一侧肾脏出现梗阻的图形，就更能明确诊断了。更重要的是，这样也可以为患者的及时治疗赢得宝贵的时间。

尿石患者为什么要做逆行造影

当排泄性尿路造影不能明确诊断时，特别是结石下方的尿路不能清晰显影时，就要做逆行造影以明确诊断。逆行造影就是在膀胱镜观察下将输尿管导管插入输尿管并送达肾盂，通过导管注入造影剂或空气后，使肾盏、肾盂、输尿管显影的方法，又称上行性尿路造影。逆行造影的优点在于显影清晰，不受肾功能的影响。其缺点是它是有创性检查，患者有一定的痛苦，还有发生造影剂反流及逆行感染的可能性，个别患者还会因为种种原因而插管失败。有尿道狭窄、前列腺增生、最近的下尿路外伤或手术、其他禁忌做膀胱镜检查的疾病时，也不能做逆行造影。

那么，什么情况下需要进行逆行造影以协助诊断呢？①因种种原因使排泄性尿路造影显影不佳时；②因肾脏功能不好，

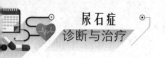

IVU 患侧上尿路显影不满意时；③排泄性尿路造影发现肾、输尿管的病变，需要进一步明确病变的部位、范围和性质时；④怀疑肾、输尿管内有阴性结石、息肉时；⑤明确平片上显示的钙化影是否位于肾、输尿管内，此时可进行双曝光；⑥某些肾鹿角型结石手术前，逆行造影可帮助了解结石与肾盂、肾盏的关系，指导对手术径路的选择。

总而言之，逆行造影是在排泄性尿路造影不能明确诊断时采取的一个补救措施，并非每个患者都要进行。最重要的是希望通过排泄性尿路造影能一次解决问题。

逆行造影会出现哪些并发症

逆行造影检查后可能出现一些并发症，主要如下。

（1）疼痛：主要与造影剂注射速度太快、压力太高导致造影剂反流进入肾实质内有关。患者可有腰痛、恶心、呕吐等症状。一般在 1～2 天后即能缓解。疼痛剧烈者，可给予对症处理。

（2）血尿：多与膀胱镜检查及逆行插管时的创伤有关。可为镜下血尿，也可为肉眼血尿。严重时还会有血块，血块排出过程中会出现肾绞痛。此时，可嘱患者多喝水，并应用抗生素预防感染。

（3）尿路感染：尿路梗阻明显者，逆行造影后会出现尿路感染。可给予抗生素治疗。

（4）无尿或少尿：其原因可能与输尿管局部水肿及神经反射

有关,应及时处理。

(5) 造影剂反流:这与注入造影剂时压力过高引起肾盂黏膜的损伤有关。造影剂的反流主要有肾盂静脉反流、肾盂淋巴反流、肾盂小管反流及肾盂间质反流四种。出现反流不仅会影响造影片中图像的清晰度。反流严重时,还会产生腰痛、恶心、呕吐等症状,甚至对肾脏产生不良的影响。

(6) 过敏反应:对造影剂有过敏史者,如出现反流,有可能发生过敏反应。

应该说,在逆行造影后出现并发症的患者是极少数的。只要做好各项准备工作,采取必要的防范措施,这些并发症是完全可以避免的,也不会对患者造成严重的后果。

B 超在尿路结石诊断中有什么作用

B 超检查是一种无损伤、再现性好的检查方法。特别是它能发现可透 X 线的尿路结石,还能为结石造成的肾损害和某些结石的病因提供证据,在尿石症的诊断中有一定优势。然而,B 超在尿石症的诊断中只能作为一种辅助或筛选检查。这是因为 B 超有一定的局限性,它能发现肾脏、膀胱内较大的结石,对输尿管结石的发现率可达 87.8%,而对于直径<3 mm 的结石则容易漏诊。此外,B 超不能区分肾脏的钙化与结石,也不能区分输尿管结石与肠内容物。而且 B 超只能发现肾盂、肾盏有无扩张,间接了解肾脏受到损害的程度,不能直观地显示结石与肾、输尿管

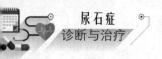
之间的关系,也不能看出结石对肾、输尿管的具体影响。更重要的是对于临床医生来说,B超对如何治疗结石,特别是对需要手术的患者不能提供足够的信息。因此,在B超诊断结石后,还需要做进一步的检查,如排泄性尿路造影等。对此,有些患者很不理解,不愿意接受更多的检查,这是不对的。不能以为只要做了B超检查,就可以诊断尿路结石并开始实施治疗。对需要手术治疗的患者,就必须要有更详细的图像资料了。

B超报告中的肾结晶是肾结石吗

现在,许多单位都定期为职工进行体检,一些单位在招收新职工时也要安排体检。在例行的B超检查时经常可见"肾结晶"的报告。一些人以为自己得了尿石症而急于就医,一些人还背上思想包袱,更有一些人因此而失去就业的机会。

顾名思义,肾结晶仅仅是结晶而已,与真正意义上的结石还相去甚远。这种肾结晶要发展成为真正意义上的肾结石还要经过一段漫长的过程。结晶的体积极小,根本不会对人体健康产生什么不利的影响。对B超报告中的这些肾结晶,只要思想上重视,平时注意多饮水、多运动,就能很容易地把这些结晶冲出体外。只要在生活上(如饮食)采取必要的预防措施,就完全可以阻断从肾结晶到肾结石的发展。

尿石症患者为什么要做放射性核素肾图检查

　　放射性核素肾图是应用放射性核素检查进行分侧肾功能测定的最简单常用的方法。其原理是利用能从肾脏迅速清除的放射性药物为示踪剂(如^{131}碘-对氨马尿酸钠),用两个探测效率相等的闪烁探头放置于左、右肾区。当示踪剂通过肾脏时,探头会自动记录肾区 γ-射线的强度,计算双侧肾脏的功能、判断有无上尿路的梗阻并得到两条时间-放射性活度曲线,即称肾图。

　　正常的肾图曲线可分为三个部分,即 a 段、b 段及 c 段。

　　a 段又称为血管段。当静脉注入^{131}碘-对氨马尿酸钠后,很快就进入肾脏的血液循环。曲线随即上升,持续 10～30 秒。此段主要反映肾脏及其附近血管床的供应情况及肾小管的吸收功能。

　　b 段又称分泌段。是紧跟 a 段之后的一条向上斜行的曲线。此段在 2～4 分钟后达到高峰。表示肾小管上皮对^{131}碘-对氨马尿酸钠的摄取和分泌。它的斜率和高度反映了肾小管上皮细胞清除^{131}碘-对氨马尿酸钠的速度及数量。

　　c 段又称排泄段。是紧跟 b 段之后迅速下降的坡形曲线。显示^{131}碘-对氨马尿酸钠从肾脏排泄的情况,据此可判断尿路是否有梗阻及梗阻的程度。

　　应用肾图诊断尿路梗阻是一种安全可靠、简便无痛苦的方法,肾图具有检查方便、无创伤、无过敏反应及短期内可重复应

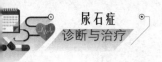

用的优点。其灵敏度远较排泄性尿路造影为高,也适用于危弱患者、小儿和对碘剂过敏者。肾图可提供分侧肾功能和分侧上尿路通畅程度的信息,还可作为了解病情发展及观察疗效的指标。肾图可用于术前了解双肾功能状态、尿路有无梗阻,也可用于术后随访手术疗效及判断移植肾的功能。对急性肾绞痛的患者,如尿常规化验有红细胞,但 KUB 平片不能确定有无结石时,可急诊行肾图检查。如出现梗阻曲线,则说明肾绞痛是由泌尿系统的梗阻性疾病(结石、坏死组织或血凝块)所致。借此也可与急性阑尾炎相鉴别。

放射性核素肾动态显像(glomerular filtration rate, GFR)测定是评估肾功能的金标准,能最早反映肾小球的滤过功能变化并检测分肾功能。也能较准确地评价肾功能,尤其对于结石引起的肾积水、肾功能减退,通过 GFR 还可以预判解除梗阻后肾功能恢复的可能性,对临床制订治疗方案、指导患者康复具有很大的临床价值。一般 GFR 每分钟<10 ml 时,估计肾脏功能无法恢复,不宜保留患肾,建议行肾切除术。

为什么有的尿石症患者要做 CT 检查

CT 是一种非侵入性的检查,可显示整个尿路,能快速、准确、客观地显示肾脏大小、轮廓,肾结石、肾积水、肾实质病变及肾皮质的厚度,还能鉴别肾囊肿或肾积水,确定结石的大小、位置及性质。还能估计梗阻的存在、肾积水的程度及诊断的选择。

特别适用于 KUB 平片上不显影的阴性结石以及一些通过常规检查无法确定诊断进而影响手术方法选择的尿石患者。由于 CT 成像密度分辨率高，对 X 线平片上不能显示的阴性结石，基本上100％能明确诊断(图 7)。对无症状的患者，尿石症的诊断率为100％。对有症状而怀疑有尿石症者，能快速、准确、无创地诊断。CT 检查还可以发现因尿路以外病变(如腹膜后肿瘤、盆腔肿瘤等)造成的输尿管梗阻病变，增强

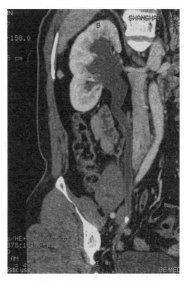

图 7　CT 示输尿管下段
结石伴肾及输尿管积水

造影可了解肾脏的功能；对因结石引起的急性肾功能衰竭，CT有助于诊断的确立。故可将平扫 CT 作为尿石症诊断的重要方法。CT 的有效辐射剂量很低，仅为 2.5 mSv。通常肿瘤的 CT值在 30～60 Hu，血块一般为 60～70 Hu，而结石的 CT 值则可高达 100～586 Hu，很易鉴别。

　　临床上，经常遇到急性肾绞痛的患者，他们绞痛的症状非常明显、尿液常规检查也发现有大量的红细胞，但 B 超和 X 线平片却不能显示结石。究其原因不外乎结石太小、肠道内气体干扰、尿酸结石在 X 线平片上不显影等。这令泌尿外科医生在处理上非常棘手。采用 CT 平扫及三维重建的方法，往往能使肾脏及输尿管内 X 线不显影的尿酸小结石，以及一些通过常规检查无法

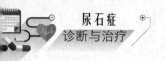

确定诊断并影响治疗方法选择的结石得以清楚地显示,使患者及时得到明确的诊断。即使螺旋 CT 扫描也不能发现结石,结合典型的临床症状,CT 显示的单侧肾脏增大,肾脏、输尿管轻度积水及肾周、输尿管周围线样改变也可以提示患者最近有过自发的排石。它的另一个优点是能同时显示泌尿系外的病变,如易与肾绞痛混淆的急性阑尾炎、卵巢囊肿、腹膜后肿瘤转移灶压迫输尿管等。并可鉴别输尿管结石及位于盆腔的静脉石等。

CT 密度分辨率高,只需少量造影剂即可显示梗阻远端。CTU 不仅可以显示常规 IVU 上未能显示的梗阻输尿管,而且还能揭示结石的部位和输尿管扩张的程度。此外,CT 的成像质量不受肠道气体的影响,因此行 CTU 检查前不必做肠道准备,检查过程中无须按压患者腹部,对全身情况差的老年患者及腹部存在病变的患者较为安全。而且,CTU 检查的时间明显短于IVU,尤其对于尿路梗阻性疾病患者,可提高检查的安全性。

低剂量 CT 的诊断价值如何

结石诊断既往常常依赖腹部平片、超声、静脉尿路造影(IVU),但新的研究结果显示,低剂量 CT 已成为诊断急性肾绞痛的标准,基本取代了 IVU。低剂量 CT 可以检测出透 X 光的尿酸和黄嘌呤等结石,如果 CT 检查没有结石,则能指导医生进一步辨别腹痛的原因。对于可疑的急性尿石症患者时,CT 的准确性明显高于 IVU。一项有关前瞻性研究的荟萃分析显示,低剂量 CT

诊断出的尿路结石症的总敏感性为93.1%,特异性为96.6%。

而且与普通CT相比,低剂量CT可以显著降低对患者的X线辐射剂量,减少相应的不良后果。此外,CT还可以确定结石密度、结石内部结构、皮肤到结石的距离以及集合系统的解剖结构,这些信息都会影响到治疗方式的选择。因此,目前的尿石症指南指出,低剂量CT能更好地显示X线不显影的结石,协助估算结石密度及结石与皮肤的距离,有助于提高诊断效能及加强术前评估,应该作为泌尿系结石的首选影像学手段。

尿石症患者是否需要做磁共振检查

许多患者认为,磁共振检查(magnetic resonance imaging,MRI)是一种高科技手段,其诊断水平自然要比CT好。事实上,尿路结石在磁共振上的成像并不满意。因此,磁共振检查对尿石症的诊断意义不大。

尿源性脓毒血症如何诊断

脓毒血症是指侵入血液循环的病原微生物及其毒素等,激活宿主的细胞和免疫系统,产生各种细胞因子和内源性炎症介质,引起全身炎症反应的综合征,并进一步作用于机体各个器官和系统,造成组织和细胞破坏、代谢紊乱及功能障碍,甚至多器

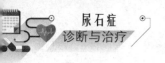
官功能衰竭,导致以休克为表现的危重综合征。由泌尿系统感染引起的脓毒血症即为尿源性脓毒血症,其死亡率高达 30%～40%。例如,由于输尿管结石造成梗阻,导致尿液排泄不畅,滞留在肾脏,当积聚的尿液中合并细菌感染时,因肾盂内压力增高,细菌及其毒素入血,最终导致脓毒血症,不及时干预可引起休克和多器官功能衰竭。因此,泌尿系结石合并的感染也可以很严重。

尿源性脓毒血症的诊断有以下标准。

(1) 由泌尿系感染引起,同时符合感染诊断标准和全身炎症反应综合征诊断标准时即可诊断为尿源性脓毒血症。

(2) 感染诊断标准:血培养阳性。

(3) 全身炎症反应综合征诊断标准:心率>90 次/分,体温>38 ℃或<36 ℃,白细胞计数>$12×10^9$/L 或<$4×10^9$/L,或不成熟白细胞>0.01,呼吸频率>20 次/分或动脉血二氧化碳分压<32 mmHg 或机械通气,符合上述条件 2 个或以上即可诊断为全身炎症反应综合征。

(4) 除了根据患者症状、体征等来判断是否存在尿源性脓毒血症,降钙素原、C 反应蛋白等血液指标有助于尿源性脓毒血症的诊断。

妊娠期女性的尿石症如何诊断

妊娠期随着子宫逐渐增大,腹腔内脏器的位置也随之发生变化,给尿石症的诊断带来一定的困难。例如由于阑尾向上移位,使胆囊炎、右侧肾盂肾炎、阑尾炎的鉴别诊断难以进行。妊娠掩盖了肾绞痛的症状和体征,而表现为含糊的腹痛。此外,不可解释的发热、不易缓解的细菌尿、镜下血尿也会导致误诊。

由于X线照射会对胎儿产生许多不利的影响(尤以妊娠的前三个月最重要),应力求避免进行X线检查,尽量采用B超检查。然而,B超对尿石症诊断的准确性较低,难以区分是结石引起的肾积水还是妊娠引起的生理性肾积水。采用彩色多普勒超声检查可以提高诊断的准确率。对输尿管下段结石的诊断,还可以做经阴道的超声检查。但超声检查有可能对胎儿听觉器官的发育造成潜在的影响,应避免反复多次进行。

但是,如上述检查不能确定诊断,而延误诊断会对孕妇及胎儿带来更为不利的影响时,还是应该做X线检查的。这时可以采取一些措施来减少X线对胎儿的影响,如可以只对患侧进行摄片、对孕妇的骨盆进行屏蔽、减少摄片的数量等。CT一般不作为妊娠合并尿石症的常规检查方法。磁共振(MRI)检查可以区别妊娠期间的肾盂、输尿管积水是生理性的还是病理性的,而且还能明确梗阻来自输尿管内还是输尿管外及其类型。但由于MRI对胎儿的潜在影响目前仍不清楚,故在胎儿高危期(特别是妊娠前三周)内最好不要作MRI检查。因此,该项检查仅限于解决疑难病例的诊断。

尿石症的治疗

尿石症患者选择治疗方法的原则是什么

目前尿石症的治疗方法很多,包括一般治疗、结石病因治疗、药物治疗、体外冲击波碎石、经内腔镜的微创手术(如经皮肾镜、输尿管镜、腹腔镜)、开放性手术等。究竟应该选择哪一种治疗方法,还应根据每个患者的全身情况、结石部位、结石大小、结石成分、有无梗阻、有无感染、有无积水、肾实质损害程度以及结石复发趋势等诸多因素综合考虑。

一般来说,对肾、输尿管结石可以选择体外冲击波碎石或内腔镜取石或两种方法联合运用,如果合并输尿管狭窄或结石引起严重肾积水、肾功能严重受损、感染,应考虑开放手术以取出结石并同时纠正造成尿石形成的局部因素。对一侧肾实质严重萎缩合并严重肾积脓而对侧肾脏功能正常者可行患肾切除。单纯膀胱结石可选择体外冲击波碎石、窥视下气压弹道碎石、钬激光碎石或机械碎石。对结石过大(直径>3 cm)或合并前列腺增生症、膀胱肿瘤、膀胱憩室等疾病时应手术治疗。对原发性甲状旁腺机能亢进引起的结石,则需要手术切除增生的甲状旁腺。对各种原因引起的代谢性结石应当根据具体情况选择相应的药物治疗。

为什么说挽救肾功能是尿石症治疗的头等大事

尿石症的治疗方法虽然很多,但大多数人关心的是怎么解除剧烈的疼痛、要吃什么药、吃多长时间的药、结石什么时候能排出来、如何尽快地取出(排出)结石、是开放手术还是微创手术?……在肾绞痛发作的时候,迫切要求解除疼痛的症状;一旦绞痛缓解,就"好了伤疤忘了痛",把一切都抛在脑后。其实,对尿石症患者来说,最重要的是如何保护好肾功能!

还有的人认为只要肾绞痛缓解了,病就好了。这更是大错特错。肾绞痛的发生正是结石下移所造成的,从这个角度来说,疼痛是件好事情。结石不移动了,疼痛也就不明显了。这种停留在原位的结石,恰恰是造成肾积水、肾积脓,最后导致肾功能完全丧失的祸根。

曾经有患者经过漫长的药物治疗,结果使肾积水变成了肾积脓,无奈之下切除了整个肾脏。也有患者因输尿管结石长期停留在某一部位而导致输尿管肿瘤。这种惨痛的结果希望不要重演。千万记住:对尿石症患者,缓解绞痛、取出结石固然重要,但保护肾功能才是硬道理!

急性肾绞痛时应该怎样治疗

急性肾绞痛时,患者往往十分痛苦。及时缓解肾绞痛就成为非常迫切的问题。肾绞痛的诊断一旦确立,就应该马上开始治疗。肾绞痛的治疗方法主要如下。

(1) 对绞痛不严重的患者,可以给予吲哚美辛栓 100 mg,肛门内给药。

(2) 绞痛较重时,可给予肌肉注射杜冷丁(哌替啶)50 mg,也可肌肉注射盐酸布桂嗪 100 mg 或酮洛酸氨丁三醇 20 mg。

(3) 其他:α 受体阻滞剂口服,黄体酮肌注等。

(4) 针灸:选肾俞、膀胱俞、足三里、阿是穴等,较少使用。

(5) 对绞痛严重、解痉药物治疗后症状没有明显好转而输尿管结石诊断明确的患者,可急诊行输尿管镜下钬激光碎石。

(6) 对合并有尿路感染的患者应同时给予抗生素。

为什么直肠内放置吲哚美辛栓可以治疗肾绞痛

输尿管结石在排出的过程中,因输尿管急性梗阻时可引起剧烈的绞痛。这是由于急性梗阻时肾盂内压力升高,刺激肾髓质合成前列腺素 E_2 的缘故。后者使肾血流量增加并抑制抗利尿激素,产生利尿作用,进一步增加肾盂内的压力,因此也就加重了肾绞痛的程度。

吲哚美辛是一种非激素类抗炎药物,平时口服用于消炎止痛,治疗风湿性关节炎等疾病。吲哚美辛还能用于治疗肾绞痛,这是因为一方面,吲哚美辛可以通过改善结石附近输尿管的尿流而降低压力;另一方面,更重要的是它能强有力地抑制前列腺素 E_2 的合成。但吲哚美辛只有通过静脉注射才能有效地抑制前列腺素 E_2 的作用。而如果采用口服,吲哚美辛被胃肠道黏膜吸收后通过门静脉到达肝脏,经过肝脏的处理后,其抑制前列腺素 E_2 合成的作用就会大大减弱。所以,国外在治疗肾绞痛时都使用静脉注射的吲哚美辛。遗憾的是,国内目前还没有可供静脉注射的吲哚美辛。

那么,怎么才能解决这个问题呢?解剖学的知识告诉我们,正常人直肠齿状线以下黏膜的静脉是直接回流进入下腔静脉的,而齿状线以上黏膜的静脉是通过肠系膜下静脉回流进入门静脉的。我们可以将吲哚美辛制成栓剂,放进肛门里,等它溶化并经黏膜吸收后直接进入体循环,就使得这一问题迎刃而解了!因此,使用吲哚美辛栓实在是一个理想的选择。实践证明,约75%的患者在放药后20分钟左右肾绞痛就缓解了。有的人以为把药放入肛门时放得越深越好,结果却适得其反。因为如果把吲哚美辛栓放到齿状线以上,那么药物吸收后就通过肠系膜下静脉回流进入门静脉,这就与口服的结果一模一样了。

应用吲哚美辛栓还有一个好处是,一旦疼痛发作就可以马上自己用药。另外,对肾绞痛时有恶心的患者还能避免口服给药。由于吲哚美辛栓在温度高时会变软,这样放药时就很不方

便了,所以在夏天应当把它放在冰箱里。

怎样应用 α 受体阻滞剂治疗肾绞痛

由于输尿管下三分之一段的壁上分布有许多 α 受体,故应用 α 受体阻滞剂(如坦索罗辛胶囊)也可以缓解下段输尿管结石引起的绞痛。具体用法是:坦索罗辛胶囊 0.2 mg,每天一次。此外,α 受体阻滞剂也有帮助输尿管结石排石的作用。在中国武汉叶章群教授团队报道的由 30 个中心参与的随机对照研究中,共纳入 3 450 例患者,结果显示 α 受体阻滞剂可增加≥5 mm 输尿管远端结石的排出率。

为什么黄体酮可以治疗肾绞痛

黄体酮是孕激素,主要用于妇产科。由于女性在妊娠期有输尿管扩张及肾积水的现象,且临床上部分患肾、输尿管结石的孕妇在孕期并不发生肾绞痛,或仅感到肾区钝痛,而产后肾绞痛发作又同孕前,这种现象提示这可能与妊娠女性体内孕激素水平升高有关。

那么,为什么可以用黄体酮来治疗尿路结石时的肾绞痛呢?黄体酮具有对抗醛固酮的作用,促进钠、氯排泄,因而起到利尿作用。肌肉注射黄体酮(20 mg)30～60 分钟后,有使输尿管平滑肌松弛、扩张的作用;1～2小时后,输尿管产生强有力的节律性蠕动,促进结石下移;加用冲击疗法,协同黄体酮的利尿作用,增加输尿管内压力,能促使结石排出。在临床上还观察到黄体酮具有显著的持久止痛作用,一般用药30分钟后大多数患者的肾绞痛能得到缓解,继续用药能预防肾绞痛发作,或明显减轻疼痛,这可能与黄体酮使平滑肌松弛,使平滑肌的痉挛收缩转为节律性收缩有关。

尿石症有哪些治疗方法

过去,对尿石症的治疗几乎全部是开放性手术。近年来,随着微创手术的开展,尿石症的治疗已经发生了根本的变化。现在,在设备条件较好的医院,尿石症的开放性手术治疗所占的比例正在逐渐减少,取而代之的是微创手术和体外冲击波碎石术(ESWL)。现分别介绍如下。

(1)药物治疗:主要是口服排石颗粒、复方金钱草颗粒等中成药。

(2)体外冲击波碎石术:体外冲击波碎石术至今已有30多年的历史了。随着碎石机的更新换代和碎石经验的积累,它现已成为治疗肾、输尿管和膀胱结石最常用的方法。

(3)经皮肾镜取石术:是在腰部经皮穿刺作一通道,用专门的扩张器扩大这个通道,将肾镜经此通道放入肾内,进行取石及用超声、激光、气压弹道碎石等方法击碎后再取出,它是结石治

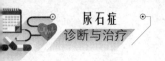

疗上的一大进步。采用微通道技术可减轻对肾实质的损伤,并能取得同样的碎石效果。

(4)经尿道输尿管镜碎石术:是内腔镜技术重大发展的结果。通过输尿管镜在进行气压弹道碎石、钬激光碎石等治疗的同时还可以对输尿管息肉等病变进行治疗。

(5)经膀胱镜可应用气压弹道碎石、钬激光碎石等治疗膀胱结石。机械碎石、液电碎石等方法现已很少使用了。

(6)经后腹腔镜下肾盂或输尿管上段切开取石。

(7)化学溶石疗法:就是通过口服药物或将导管放到结石近段的尿路(主要是肾盂和膀胱),经过导管注入溶解结石的药物,使结石溶解变小或防止结石增大的方法。

(8)开放手术。

尿路结石在什么情况下可以采用非手术治疗

对绝大部分尿路结石,只要没有明显的症状,估计结石可能很快排出,对肾功能不会造成严重损害,无感染、肿瘤等并发症时都可以选择非手术治疗。非手术治疗主要是指药物治疗及"总攻疗法"等。结石的大小不是选择治疗方法的主要标准,更不能作为唯一的标准。小而圆的结石可以造成完全梗阻并迅速使肾脏失去功能。结石诊断最重要的是判断结石对肾功能损害的程度。很多人都以为小的结石就容易排出,而忽视了小结石也会造成严重的梗阻从而损害肾功能,长期应用姑息疗法,等待结石自行排出,致使肾功能严重受损。这是很危险的。在药物治疗期间,必须定期观察结石移动的情况。若药物治疗无效,就应适时果断地改用其他方法(如体外冲击波碎石、内腔镜取石或碎石等方法)。

为什么要鼓励尿石症患者多活动

尿石症患者在确定诊断以后,医生往往要鼓励患者多活动,如跳跃、跑步、打羽毛球等,这主要是为了促进结石的排出。但必须根据 X 线片所显示的结石位置,来选择相应的活动疗法,否则不但不利于结石排出,反而会使病情加剧。

1. 肾上盏及输尿管、膀胱、尿道结石

服排石药后半小时,多饮开水(400~500 ml),并做力所能及的活动。如空拳叩击肾区及沿输尿管轻轻叩击捶打,以助结石下行移动。也可让患者先踮起脚尖,然后稍微用力让脚跟着地,利用脚跟着地时的冲击力促使输尿管结石下移。但对有高血压等疾病的患者不宜采用这种方法排石,因为这会使患者的血压升高,若不注意会造成不良后果。

2. 肾脏中极结石

除上述方法外,还可以取健侧卧位并叩击肾区。

3. 肾下盏结石

可采用倒立或臀膝位(俯卧于床,臀部抬高,头低位)叩击肾区。有些位于肾下盏的结石可进行体位排石。就是让患者采取

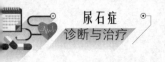
侧卧位甚至倒立位来引导结石的移动,使其进入输尿管,再促使结石排出。

应当注意的是,肾绞痛剧烈时应暂停运动疗法,并及时到医院治疗。

怎样进行尿路结石的溶石治疗

溶石疗法就是用药物使结石溶解、变小或防止结石增大的治疗方法。它包括两个方面,一是通过口服药物的方法来溶解结石。可以在确定诊断后即服用,也可以在开放手术、体外冲击波碎石、各种腔内碎石手术等治疗之后服用,以溶解剩余结石,提高治愈率。二是通过各种方法将导管放到结石近段的尿路(主要是肾盂和膀胱),经导管注入溶解结石的药物,使药物与结石直接接触来达到溶解结石的目的。

临床上口服药物主要用于治疗尿酸结石和胱氨酸结石。因为这些结石都是在酸性情况下形成的,所以通过服用碱性药物及大量喝水(使 24 小时尿量维持在 2 000～2 500 ml),有望使这些结石溶解并排出。常用药物有枸橼酸盐,可以使尿液呈碱性,同时配合服用别嘌醇或非布司他(对尿酸结石)、青霉素胺(对胱氨酸结石),从而使结石溶解。一般口服的剂量为枸橼酸钾每日 3 g,枸橼酸钠每日 4～12 g,可使尿液的 pH 维持在 7～8 之间,达到溶解结石和预防结石复发的目的。经过导管注入溶解结石的药物主要有 Renacidin、碳酸氢钠、EDTA 等,在目前微创手术治疗尿石症已经取得良好疗效的情况下,已不需要再采取通过导管注药的方法来溶石了。

目前,溶石疗法还远不够完善,溶石的时间也很长,真正能被药物溶解的结石并不多。过去,一些所谓已经被溶解的结石实际上只是个别小结石被排出而患者本人感觉不到而已。有些则是粒晶结构的结石在输尿管蠕动时被挤碎了。以往有些人把治疗后患者没有发现结石排出、X线复查时原先的结石阴影消失看作是结石被溶解了,这是错误的。

草酸钙结石有哪些药物治疗的方法

有70%~80%的尿石主要由草酸钙结晶构成。与结石的其他成分相比,草酸钙的溶解度相对更低,治疗较为困难。尿草酸盐浓度增加是含钙结石形成的最危险因素,其危险性比尿钙浓度增加所造成的危险性大10~15倍。因此,降低尿草酸含量是防治草酸钙结石形成最有效的方法。

草酸钙结石的病因分为原发性和继发性两类。原发性高草酸尿症是一种严重的遗传性疾病,它是由一些特殊酶的缺陷造成的,目前尚无有效的治疗方法。继发性高草酸尿症中以肠源性高草酸尿症多见,治疗时除多饮水、低草酸低脂肪饮食、每日服用钙剂外,还可选择以下药物治疗。

(1)枸橼酸盐:枸橼酸盐是尿中自然存在的结石形成的重要抑制剂,60%的草酸钙结石患者尿枸橼酸盐排出减少。这说明

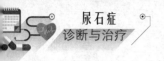
由于肾性或其他原因引起的尿中枸橼酸减少是形成结石的原因之一。枸橼酸是一个很强的钙离子螯合剂,它可以通过多种方式来影响草酸钙结晶的过程,枸橼酸盐对草酸钙结晶的生长有微弱的直接抑制效应,与泌尿道内的大分子物质共同作用来降低草酸钙的增长率和超饱和状态。另一方面,枸橼酸盐可增加尿 pH,增加尿酸的溶解度,从而防止尿酸结石的形成,而且还可以使尿酸结石溶解。枸橼酸盐治疗结石患者缓解率极高,可以显著增加尿枸橼酸盐的排泄,从而降低复发性结石的发生率。

枸橼酸氢钾钠(友来特)是目前国内可供应用的枸橼酸制剂,其作用机制是碱化尿液、降低尿液中钙离子的饱和度及提高尿液中结晶抑制因子(枸橼酸)浓度。它的适应证是:尿石症的预防/治疗、尿酸结石的溶解、胱氨酸结石的溶解、直径≤5 mm结石的溶解、提高 ESWL 后的排石率、各种结石的预防复发。常规使用量:每天 10 g(4 量匙),分 3 次饭后服用。早晨、中午各1 量匙,晚上 2 量匙。患者可以用 pH 的精密试纸来测定尿液的pH,并据此来调节药物的剂量。患者尿液的 pH 应控制在以下范围:尿酸结石应为 pH 6.2～6.8,草酸钙结石 pH 6.2～7.4,胱氨酸结石 pH 7.0～8.0。

(2)镁制剂:镁能降低尿中草酸钙的过饱和浓度,增加溶解度,抑制草酸钙结晶的生长和积聚。低尿镁症是结石形成的危险因素。镁制剂是较早在临床用于防治草酸钙结石的药物,且疗效较好。对缺乏镁的结石患者补充氧化镁或枸橼酸镁可以增加尿镁和枸橼酸盐的排泄,降低尿草酸盐、草酸钙超饱和状态并降低复发结石的发生率。

（3）磷酸盐：口服磷酸盐治疗含钙结石和高尿钙患者是比较合理的。高磷酸盐摄入可以增加尿磷酸盐的排出，通过降低维生素 D 而抑制肠道对钙的吸收，从而降低尿钙排出，并且增加草酸钙结晶抑制剂焦磷酸盐的排出。

（4）磷酸纤维素钠：磷酸纤维素钠是一种离子交换剂，在肠道内能结合二价离子进行钠交换，而且可以有效地减少钙在胃肠道内的吸收，但它同时也减少镁的吸收，通过限制肠道内草酸钙的形成增加草酸盐的吸收。对于吸收性高尿钙症，使用磷酸纤维素钠与补充镁并且限制草酸盐饮食是合理的治疗方案。

（5）乙酰半胱氨酸：研究证明尿石症患者尿中大晶体数明显多于正常人，这些大晶体由于黏蛋白的聚合作用极易形成结石。乙酰半胱氨酸能抑制 TH 黏蛋白的聚合、减少草酸钙晶体含量、预防肾结石的形成。尿石症患者在口服乙酰半胱氨酸后最明显的变化是尿中的大晶体团块减少，从而降低了尿石形成的危险。口服乙酰半胱氨酸的剂量为每日 3 g，分 4 次服用。经临床使用，乙酰半胱氨酸的不良反应很小。

对饮食中草酸盐及其前体过量的患者，应避免摄入富含草酸及其前体的食物和药物（如菠菜、香菜、茶叶、维生素 C 等）。维生素 B_6 缺乏时，人体内的乙醛酸不能转变为甘氨酸，而经氧化转变成草酸。对维生素 B_6 缺乏引起的高草酸尿，给予小剂量维生素 B_6（每日 10 mg）即能显著降低尿草酸盐浓度。

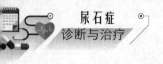
高钙尿应该如何治疗

正常人 24 小时尿钙排泄不超过 300 mg。如果男性超过 300 mg、女性超过 250 mg 即为高钙尿症。高钙尿常常是含钙结石形成的一个重要原因。

对高钙尿的患者可采用以下办法降低尿钙含量。

(1) 多饮水：防治结石的任何治疗必须以多尿为基础，多饮水可使尿量增加，对任何类型的结石都能降低形成结石成分的尿饱和度。

(2) 调整饮食结构：主要是减少奶及奶制品、动物蛋白的摄入，多摄入含植物纤维素多的食物。

(3) 噻嗪类利尿剂：这是常用的降低尿钙的药物，主要用于治疗肾性高钙尿。

(4) 磷酸纤维素钠：口服后能在肠道内与钙结合而纠正肠钙吸收过多。

(5) 枸橼酸盐：尿枸橼酸盐升高可使草酸钙饱和度下降，减少钙盐结晶和结石的形成。

(6) 正磷酸盐：可抑制 $1,25(OH)_2D_3$ 的合成，直接影响钙的吸收而降低尿钙。

(7) 寻找导致高钙尿的原因并进行治疗：如原发性甲状旁腺机能亢进需手术治疗，肾小管酸中毒者治疗原则是纠正酸中毒、及时补钾和对症处理以减少并发症，长期卧床的患者则需适当增加活动、保持尿液引流通畅、控制尿路感染。

(8) 麸糠：饭后口服麸糠制成特殊的饼干(含麸糠 10 g)，每日 2 次。

临床上，我们经常遇到一些患者(特别是老年患者及更年期女性)听信不实广告，以为自己缺钙而盲目补钙，结果反而造成高钙尿，并导致尿路结石形成。对补品，应该是缺什么补什么。不缺的东西，就坚决不补！以免弄巧成拙，对健康造成不必要的影响。

尿酸结石有哪些药物治疗的方法

尿酸结石的病因有持续性尿 pH 过低(如摄入酸性食物、呼吸系统疾病等)、尿量不足(如气候炎热、高温作业等)、尿酸的产生及排泄增加(如摄入动物内脏、痛风患者等)。因此，逆转上述三个因素是防治尿酸结石的基础。可以采用的方法主要如下。

(1) 增加液体摄入：大量饮水可增加尿量(每日达到 2～3 L)，降低尿酸的浓度，并有促进小结石排出的作用。

(2) 控制饮食：首先避免高嘌呤饮食，禁食动物肝、肾等内脏和沙丁鱼等海鱼。其次，肉类食物每天应限制在 100 g 内。禁饮烈性酒以免加重高尿酸血症。还应限制黑葡萄汁、茶、咖啡、可口可乐、啤酒等。

(3) 碱化尿液：可通过口服药物、静脉给药和局部灌注三种方法来碱化尿液，增加尿酸的溶解度。当尿 pH 由 5 升至 6，尿酸

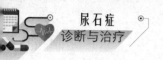

的溶解度可增加 5 倍,如尿 pH 升至 7,尿酸的溶解度则可增加 20 多倍。因此,碱化尿液比增加尿量、降低尿中尿酸含量对治疗尿酸结石更为有效,是药物治疗的关键。通常 pH>6.5 时,尿酸即处于非饱和状态,不会导致结晶沉淀。不但不会产生新的结石,原有的结石除尿酸铵结石外,也会逐渐溶解。

碱化剂首选枸橼酸钾,它有很多优点:①可降低尿钙的排泄而抵消因尿 pH 升高引起的磷酸盐成石的作用;②增加含钙尿路结石的结晶抑制物枸橼酸在尿中的含量;③尿钠无明显变化,可使尿酸—钠盐维持在非饱和状态,且尿钾明显增加。尿酸—钠盐增加,可使尿酸的溶解度增加;④水钠潴留不明显,高血压及心脏病患者使用较安全。片剂的效果比液体好,且易于包装,携带方便。每日剂量为 6~8 g,分三次口服,维持尿 pH 在 6.5~6.8。枸橼酸钾长期服用无明显副作用,偶有胃肠道反应,肾功能不全患者慎用。

其次是碳酸氢钠,每日 6~8 g。若治疗尿酸结石,可采用 5%碳酸氢钠或 1.9%乳酸钠溶液静脉滴注,后者应用较多,效果满意。

(4) 口服降尿酸药物:对于高尿酸血症和(或)高尿酸尿症,经饮食控制仍不能纠正者,可口服别嘌呤醇或非布司他,能降低血尿酸水平而治疗尿酸结石。别嘌呤醇的副作用有腹泻、间歇性腹痛、低热、皮疹、肝功能异常、致畸,长期服用可引起骨髓抑制,重症有剥脱性皮炎等。非布司他不良反应相对较小,最常见的为肝功能异常。

感染结石有哪些药物治疗的方法

感染结石的治疗原则是彻底清除结石和根治尿路感染。对感染性结石的药物治疗主要包括以下几个方面。

1. 治疗感染

感染结石是由于尿路感染造成的。但结石形成后,尿路就不一定有感染了。如有感染,就应该首先治疗感染。抗生素的选择应根据尿培养和药物敏感试验的结果来决定。抗生素应用的原则是:①对致病菌敏感;②以经肾脏排出为主;③不良反应少;④对肾脏损害少。治疗期间应定期(每月)做尿液的细菌学检查。如果患者出现菌尿或有症状,抗生素剂量应增加到治疗剂量。尿液无菌持续3个月后可停用抗生素。还要强调的是,因为有40%以上的感染结石患者在手术治疗后持续存在尿路感染,故应长期使用抗生素。

2. 尿素酶的抑制剂

由于尿素酶在感染结石的形成中有重要作用,所以使用尿素酶的抑制剂以阻止尿素的分解,这就从根本上防止了感染结石的形成。目前主要选用异羟肟酸类衍生物,如乙酰氧肟酸(acetohydroxamic acid, AHA)。应当注意,此药孕妇禁用。

3. 溶石治疗

溶石治疗是通过各种管道(如输尿管导管、经皮肾造瘘管、术后留置的肾造瘘管等)向肾盂、输尿管内注入溶石药物(如

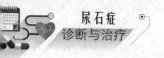

hemiacidrin、枸橼酸液等)来达到溶石的目的,目前较少使用。

4. 酸化尿液的药物

酸化尿液可以增加磷酸镁铵和碳酸磷灰石的溶解度,也能增强抗生素的作用。主要的药物有氯化铵和维生素 C。口服氯化铵酸化尿液,使尿 pH<6.2。但长期服用氯化铵可引起氨的排泄增加,从而抵消了它的酸化作用。另外,由于酸化尿液会加重体内的代谢性酸中毒,故对肾功能不全的患者禁用。

值得提醒的是,由于感染结石内部含有大量的细菌,在药物治疗的过程中,结石中的细菌随时都有可能释放出来而引起尿路感染。所以,应严密监视尿路的情况,一旦发生感染,就要给予及时处理。如果经过一段时间的药物治疗以后,结石还没有排出或溶解,就应当进行手术治疗。以免耽误时间,产生严重的后果。

尿源性脓毒血症如何治疗

尿源性脓毒血症一旦发生后,应立即应用广谱抗生素,同时给予复苏支持治疗、控制诱发因素,需要泌尿外科医师、重症监护专家、感染性疾病专家的多学科合作。一般包括如下步骤。

(1) 迅速给予广谱抗感染治疗,行血液、体液或分泌物培养,根据培养结果调整用药。

(2) 对于低血压或者血乳酸>4 mmol/L 的患者,迅速给予 30 mL/kg 晶体液复苏。

(3) 在 6 小时内,如果初期液体复苏效果不佳,加用以去甲肾上腺素为首选的血管升压药。

（4）如果对液体复苏及血管升压药反应不佳，可使用糖皮质激素，如氢化可的松每天 200 mg。

（5）对生命体征、中心静脉压、尿量、血乳酸、降钙素原等动态监测，及时进行影像学检查。

（6）如果造成尿源性脓毒血症的诱因明确，应及时解除诱因，如留置双 J 管或经皮肾穿刺造瘘，待脓毒血症控制后再进一步治疗。

泌尿系结石合并感染导致的脓毒血症是非常严重的。一旦发现有相应的可疑症状，应立即去医院检查，配合医生治疗，否则延误治疗会带来严重的后果。目前泌尿外科界也反复强调警惕尿源性脓毒血症的重要性，每年都有因为感染控制不佳贸然开展手术导致患者发生尿源性脓毒血症甚至死亡的案例，需要注重围手术期抗感染治疗、把握手术时机、减少手术时间、降低术中肾盂内压力等。

胱氨酸结石有哪些药物治疗方法

胱氨酸结石是一种遗传疾病，它是由于肾小管对胱氨酸、鸟氨酸、精氨酸、赖氨酸的重吸收障碍所造成的。后三种氨基酸在尿中的溶解度高，不会形成结石，只有胱氨酸溶解度低，容易形成结石。对胱氨酸结石的药物治疗包括如下几点。

（1）减少含胱氨酸食物的摄入：因为胱氨酸是一种必需氨基酸，因此限制不能过于严格，对于处在生长期的儿童更不能过于

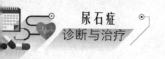
限制,否则会对大脑及生长有一定的影响。由于胱氨酸是由蛋氨酸衍化而来的,所以成人可以通过减少蛋氨酸的摄入来减少胱氨酸的排泄。

(2) 增加液体的摄入:由于多数胱氨酸尿症患者24小时内排出的胱氨酸高达1g以上,故每天饮水量应达3~4 L。由于胱氨酸结石主要是在夜间形成,故特别强调均匀地饮水以达到整天均匀地排尿(尤其夜间要有足够量的尿)。其中睡前应饮水2~3杯,清晨2—3点再饮水。

(3) 碱化尿液:口服碱性药物(如碳酸氢钠、枸橼酸合剂等),以碱化尿液至 pH 7.5~8 为度,增加胱氨酸在尿中的溶解度。还可给胱氨酸尿症患者每日口服10 g碳酸氢钠,并在睡前加服125~250 mg 醋氮酰胺(乙酰唑胺)。这是控制胱氨酸排泄,改善其在尿中溶解度的一个非常重要的措施。不仅可以预防新的结石形成,而且可以使已经形成的结石溶解。如果适当食用柑橘或果汁,也有利于尿液的碱化。

(4) 口服降低胱氨酸排泄的药物:D-青霉胺、N-乙酰-D-L-青霉胺、乙酰半胱氨酸、α-巯丙酰甘氨酸等能与胱氨酸中的巯基(-SH)结合增加其溶解度。青霉胺是二甲基半胱氨酸(青霉胺),与胱氨酸结合后形成溶解度较胱氨酸大50倍的胱氨酸青霉胺。其剂量成人为每天1~2 g,可使尿液中胱氨酸的浓度降至溶解度1 200 mmol/L 以下。治疗有效者,可在1~2个月内逐渐增加剂量。服用青霉胺期间可能会出现吡哆醇(维生素 B_6)缺乏,故每天应补充50 mg 的吡哆醇。应当指出的是,这些药物都有一定的不良反应,约半数患者会出现变态反应,如发热、药疹、关节疼痛等,严重者可出现肾病综合征和全血细胞减少。因此,应用青霉胺治疗时要严格掌握适应证,一旦出现不良反应,就要及时停药并作相应处理。

(5) 大剂量维生素 C:其作用是使胱氨酸转变为溶解度较大的半胱氨酸。剂量为每天 5 g。它的一个不良反应是会增加草酸的形成而出现高草酸尿。

由于胱氨酸结石是一种遗传性疾病,因此上述措施必须长期坚持,否则结石会很快复发。在上述措施无效而结石对肾功能已产生损害时,应及时进行手术治疗。不过,胱氨酸结石的手术应当非常慎重,一方面要尽可能地保护更多的肾实质,另一方面还可以在手术的同时放置肾造瘘管以供今后溶石治疗时用。

甲状旁腺机能亢进合并尿路结石应如何治疗

对由于原发性甲状旁腺机能亢进引起的尿石症患者,应该首先治疗甲状旁腺机能亢进,同时治疗结石。否则,即使治愈了结石,以后也会很快复发。

1. 治疗甲状旁腺机能亢进

如果是甲状旁腺腺瘤或腺癌,就应该将其完整地切除;如果是甲状旁腺增生,就应该切除 4 个甲状旁腺中的 3 个或 3.5 个腺体。腺体切除后,要特别注意可能出现的暂时性甲状旁腺功能不全,一旦出现,可以给予补充钙。这种情况一般在手术后 3～5 天就会好转。

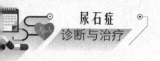
2. 治疗已经形成的尿石

如果经过造影检查认为结石比较小而且能够自行排出,可以口服利尿和排石的药物促使结石排出。对于比较大的、存在梗阻或合并感染、估计自行排出机会很小的结石,就可以采取ESWL或手术的方法进行治疗。

前列腺增生合并膀胱结石应如何治疗

前列腺增生是发生于老年男性的一种常见病。它的临床表现主要有排尿不畅、排尿射程变短、排尿后滴沥、尿频、夜间排尿次数增多、尿流变细等。前列腺增生的结果是对尿道造成压迫,导致排尿的梗阻。前列腺增生如果治疗不及时,长期排尿困难会带来很多并发症,膀胱结石就是其中之一(图8)。资料表明,现在发生在老年男性的膀胱结石绝大部分是由前列腺增生造成的。换句话说,前列腺增生是膀胱结石形成的原因之一。既然这样,如果只是通过手术或其他方法来取出膀胱结石而不解决前列腺的问题,那就是"治标不治本",日后一定还会复发。如要彻底解决结石复发的问题,就应当在取出结石的同时

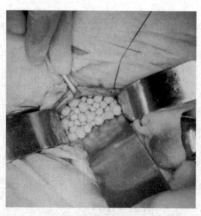

图8　膀胱内的多发结石(300多枚)

切除前列腺,这样才算做到治标又治本。

很多老年男性患者关心能不能在一次手术中既取出结石又切除前列腺。目前,通过腔内的微创手术已经可以同时治疗前列腺增生及其并发的膀胱结石。只要认真做好术前准备,在一次手术中同时取出膀胱结石并摘除前列腺是完全可能的,也是安全的。即先行经尿道碎石术(如气压弹道碎石、钬激光碎石等),然后行经尿道前列腺电切汽化术。这样,患者的损伤较小。对于因为种种原因确实不能耐受较大手术的患者,还可以在膀胱切开取石的同时采取其他方法治疗,如切除双侧睾丸、耻骨上膀胱造瘘术等,待患者的全身情况改善后再行较大的手术。

多发结石的治疗原则是什么

当泌尿系统内存多个结石时,我们的处理原则是首先保护肾功能,然后是解除梗阻。

(1)当两侧肾脏都有结石时,先处理肾功能较好的一侧结石;如两侧肾功能相似,则先处理容易手术的一侧肾结石。

(2)当同时有肾结石和输尿管结石时(同侧或双侧),一般先处理输尿管结石,然后再处理肾结石。

(3)上尿路和下尿路结石同时存在时,如下尿路结石并未造成梗阻,则先处理上尿路结石;如上尿路结石还没有影响肾功能,则可先处理下尿路结石。

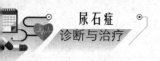

什么是泌尿系结石的总攻疗法

　　结石的总攻治疗是指对肾、输尿管结石在短时间内采用一系列的中西医结合措施来增加尿流量、扩张输尿管、增强输尿管蠕动，最终把结石冲出输尿管并排出体外的一种综合性治疗方法。过去，它曾经被作为常规的治疗方法。

　　一般说来，直径＜4 mm 的肾结石或输尿管结石（尤其是输尿管结石）可以不经过手术治疗或其他特殊治疗而自行排出。直径在 4～6 mm 的结石，甚至个别 10 mm 左右的结石，在中西医结合的排石治疗后，也能自行排出。但这样做常常需要花费较多的时间。为了缩短治疗时间，我们可以对这些结石采取总攻疗法，主要包括以下内容。

　　(1) 每日口服排石冲剂。

　　(2) 短时间内饮水 2 000～3 000 ml 或静脉内快速滴注 10%葡萄糖液 1 000～2 000 ml，以增加体内的水分。

　　(3) 饮水或补液后立即肌肉注射速尿（呋塞米）20 mg，以加大尿流量。同时肌肉注射阿托品 0.5 mg，以使输尿管平滑肌松弛、输尿管扩张。

　　(4) 针刺三阴交、肾俞、膀胱俞、曲骨、中极、关元、阿是等穴。通过穴位刺激，增强输尿管蠕动，促使结石排出。

　　(5) 治疗结束后，即鼓励患者活动（如跳绳、跑步、跳楼梯等），或在腰部放置震荡按摩器，将结石震下来。

以上方法每 3～5 天为一个疗程。

总而言之，结石总攻疗法虽有一定的疗效，但它费时较长，患者一般都不愿意接受这种治疗。对难以排出的结石在进行总攻疗法时，反而会因为肾盂及输尿管内的压力升高而加重肾功能的损害。目前，由于体外冲击波碎石及微创手术等技术的应用，临床上已很少应用总攻疗法了。

中国传统医学在尿石症治疗中有什么作用

中国传统医学包含着我国人民数千年来防治疾病的丰富经验和理论。祖国医学在治疗尿石症方面的作用，主要有以下几个方面。

1. 提高自然排石率，减少手术率，改善肾积水、肾功能

根据中医石淋有关的理论，现在市场上供应的排石药物多由清热利湿行气药组成。这些方剂中应用的清热利湿药有金钱草、车前子、海金砂、滑石、泽泻、木通、通草、地肤子、石苇等，淡渗利湿药有猪苓、茯苓、赤小豆、薏苡仁，行气解郁药有木香、乌药、厚朴、青皮、香附、枳实、莱菔子等。主要用于无嵌顿且直径＜0.8 cm 的小结石，而对直径＞0.8 cm，停留时间数月以上的上尿路结石，一般效果欠佳。

2. 中药溶解草酸盐结石和预防草酸盐结石复发

化瘀尿石汤是鉴于气滞血瘀的辨证，以化瘀行气软坚药三棱、莪术、桃仁、枳壳等组方，可使磷酸盐部分脱失，草酸颗粒晶

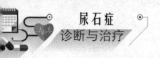
变圆钝,结构破碎,生芽抑制。临床研究表明金钱草、石苇、茯苓、玉米须等组成的中成药还能减少上尿路含钙结石患者晨尿中的大晶体比例,提高24小时尿草酸钙晶体生长和聚集的抑制活性,具有防止含钙结石形成的作用。故中药排石的复发率明显降低。

3. 缓解结石梗阻性肾输尿管积水,减少手术率

研究表明,中度肾积水只要无严重感染和进行性加重,仍可应用以中药为主的非手术方法积极治疗,应用破血破气药,体虚加益气药,促使结石移动排出,解除梗阻。排石后用补肾、活血、益气药有助于肾功能的恢复。此外,在碎石前后应用清热利湿、化瘀行气、清热解毒、补肾益气等中医治疗对尿石症患者也有益处。

怎样服用中成药来促进排石

目前市面上出售和临床上常用的排石药物大多为中药制剂或中成药。常用的单味中草药有金钱草、海金沙、车前子、石苇、茯苓、鸡内金、玉米须、胡桃仁等。其中金钱草的溶石排石效果较为肯定,其有利尿作用,并能使尿液变为酸性而促使结石溶解。常用的中成药则有排石颗粒(南京同仁堂)、复方金钱草颗粒等,这些中成药的主要成分为金钱草,对直径<1 cm的细小结石及体外冲击波碎石后的辅助治疗效果显著,对肾绞痛也有缓解的作用。

中草药八正散是中医治疗泌尿系感染的重要方剂之一,在原方剂基础上加入金钱草、海金沙、车前子、鸡内金等通淋化石药物即加味八珍散可用于治疗泌尿系结石。研究还进一步发现加味八珍散能通过降低一水草酸钙晶体表面负 Zeta-电位而抑制晶体聚集、防止尿结石形成达到防治尿石症的疗效。

为什么尿石症患者不能无限期地采用非手术治疗

对一些结石较小、临床症状不明显、没有肾积水及其他并发症的患者,在估计结石可能自行排出的情况下,可先接受非手术治疗,也就是采用药物排石的方法。大部分患者在采用中西医结合的排石治疗以后,结石会自行排出;但也有一些患者尽管进行了相当长时间的治疗,但结石仍没有排出。有些患者由于害怕手术或其他原因,总还抱着一丝希望,期待着有朝一日结石会自行排出来而继续服药。

但结石不是一成不变的,即使很小的结石,如不能及时排出,就会逐渐增大。如果结石长期停留在尿路内某一个固定的部位,会使输尿管黏膜发生炎症、水肿,甚至生长息肉,还可与局部输尿管壁发生粘连,使结石更难排出。长此以往,就会对肾功能造成严重的影响。

首先,长期停留在输尿管某一局部的结石由于与输尿管黏膜紧密相贴,使尿液不能顺利通过,就会导致输尿管的梗阻,并

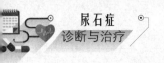

引起肾积水。另外,在排石治疗过程中所应用的利尿药物使肾脏产生大量的尿流,增加了结石近段输尿管及肾盂内的压力,最终加重肾积水并造成肾功能的进一步损害。一旦合并感染又处理不及时,还会发展为肾积脓,影响肾功能。所以,因为害怕接受一个摘除结石的小手术,反而要承受一个切除肾脏的大手术。

其次,结石对尿路黏膜的长期慢性刺激,可以引起尿路黏膜的恶性变(即引起肿瘤),就更是因小失大,其后果更不堪设想。当然,在长期的药物治疗过程中要多次进行 X 线检查或 B 超检查,所带来的经济负担及 X 线对身体的影响也是不容忽视的。

所以,对选用非手术治疗(如排石治疗)的患者,在治疗的过程中,必须定期检查结石的活动情况、了解治疗的效果。实践证明,结石停留在输尿管某一部位超过一个半月后,再移动的机会就很小。在排石过程中,如果结石久攻不下,就应该寻找原因,同时还要观察有无感染、肾功能有无损害、梗阻有无加重等。一旦出现上述情况,就应该果断地停止排石治疗,改用其他非手术治疗方法(如体外冲击波碎石)或及时进行微创手术或开放手术治疗,以免对肾功能带来更大的影响。

哪些结石需要进行开放手术治疗

应该说,在科学技术突飞猛进的今天,绝大部分尿石症患者都可以采用非开放手术的方法来进行治疗,而免除"拦腰一刀"的痛苦。当然,在特定情况下,还会有一小部分结石仍然需要采用开放手术来治疗。那么,什么样的结石需要采用开放手术治疗呢?

(1) 较大的肾盂、肾盏及输尿管结石(如直径>3 cm 的结石或鹿角型结石)。这些结石虽然也可以采用经皮肾镜等微创方法治疗,但需要特殊的设备和较高的技术。在还不具备这些条件的医院,目前只能采取开放手术的方法进行治疗。

(2) 肾脏有严重并发症、需行肾切除的患者,可选择手术治疗。

(3) 合并有梗阻并造成肾功能损害的肾盂、输尿管结石(如肾盏颈部有狭窄的肾盏结石、有肾盂输尿管交界处狭窄或有输尿管高位插入畸形的肾盂结石等)或在某一部位停留时间过长估计已经形成粘连、嵌顿的结石。手术的目的是尽快解除梗阻、恢复肾功能。

(4) 输尿管或膀胱憩室内的结石。必须在手术取出结石的同时切除憩室,否则结石会复发。

(5) 膀胱内过大、过硬、多发的结石和围绕异物形成的膀胱结石。膀胱内合并有其他疾病(如膀胱肿瘤、输尿管反流等)需要同时手术处理的结石。对前列腺增生症及尿道狭窄合并的负荷较大的膀胱结石也可手术取石,并同时解决前列腺增生和尿道狭窄的问题。

(6) 一些多次体外冲击波碎石治疗未获成功或采用其他取石方法失败的患者。

值得一提的是,随着腹腔镜技术的推广,目前上述开放性手术中的大部分可由相应的腹腔镜下术式代替。

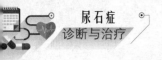
尿石症有哪些开放手术的治疗方法

尿石症的手术治疗方法很多。主要是根据结石所在的部位,结石的大小、形态、数量,肾脏、输尿管及膀胱的局部条件来决定的。主要的手术方法如下。

1. 肾盂切开取石术

就是切开肾盂,用取石钳取出肾盂或肾盏内的结石。这个手术适用于那些较大的肾盂结石或肾盂内的多发结石。对肾内型肾盂结石、短支的鹿角状结石、肾盏结石,漏斗部较大者、肾大盏结石、较大的肾盏结石可采取肾窦内肾盂切开取石术。

2. 肾实质切开取石术

对巨大鹿角形肾盂肾盏结石或肾盏内的多发结石、经肾盂无法取出或不易取净的结石,伴多个肾盏漏斗部狭窄需整形的肾结石,可采用切开肾实质的方法来取出结石。由于肾脏的血管很丰富,为了减少出血,一般选择在肾实质最薄的部位或离结石最近的部位切开肾实质。必要时还要采取暂时阻断肾脏血流、局部降温的方法来减少出血。

3. 肾部分切除术

对于局限于肾上盏或肾下盏的多发结石、特别是肾盏颈部有狭窄、采用肾实质切开取石或肾盂切开取石都不能顺利取出结石时,可行肾部分切除术,将肾上极或肾下极连同结石一并切除。

4. 肾切除术

一侧肾或输尿管结石造成梗阻时可引起肾积水，有时肾皮质已很薄，整个肾脏像一个软囊。如合并感染还会造成肾积脓，甚至肾功能完全丧失。这时，如果对侧肾功能正常，为了

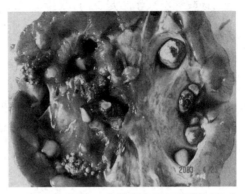

图9　多发肾结石合并肾积脓而行肾切除术

避免以后的种种麻烦，可行肾切除手术(图9)。但手术后一定要做好预防工作，否则对侧肾脏如再得结石病，其后果将不堪设想。

5. 输尿管切开取石术

当输尿管结石合并肾和输尿管积水或感染时，会威胁到这个肾脏的功能。如果使用非手术治疗无效时，就应该施行输尿管切开取石术。此外，如果结石直径＞1 cm 或非手术治疗无效时也可采用这种手术治疗。由于输尿管的长度达20 cm 以上，医生要根据结石在输尿管的具体位置来选择切口的位置。由于输尿管结石的位置常常会发生变化(有的结石甚至在无望排出的情况下，手术前也会突然移动位置)，在患者进手术室前必须要拍一张平片，再次核实结石的部位，以免因结石位置发生移动或结石已排出而给患者带来不必要的痛苦。

6. 膀胱切开取石术

对膀胱内的多发结石、大结石，合并有前列腺增生或尿道狭窄的结石，合并有膀胱肿瘤、膀胱憩室的结石等，都应该进行手

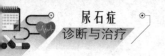

术治疗。这一方面是为了取出结石，另一方面还可以同时治疗与膀胱结石形成有关的其他疾病（如切除前列腺、切除膀胱肿瘤或憩室、治疗尿道狭窄等）。

7. 尿道切开取石术

对尿道结石，一般都采用将结石推回膀胱的办法，再按照膀胱结石来治疗。对于体积较大的尿道结石及尿道憩室内的结石，如无法将结石推回膀胱或造成排尿困难时，就应该通过各种途径切开尿道取出结石。

此外，体积特别大的肾结石由于形成的时间比较长，往往同时有各种并发症（特别是合并感染等），给治疗带来一定的困难，所以单独采用前面介绍的任何一种治疗方法都不能解决问题。即使采用开放手术也不一定能将结石取净，有时还有可能引起严重的出血，从而不得不切除肾脏。

什么是体外冲击波碎石

体外冲击波碎石（ESWL）是通过碎石机将一种机械波传导入体内，并聚焦于结石上，利用它强大的波能来将结石击碎。其最早于 20 世纪 80 年代应用于临床，经过近 30 多年的发展，ESWL 无论在器械方面还是临床应用方面都已日臻完善。

碎石机（图 10）的工作原理是先由一个电极在水中进行高压火花放电，引起水的震动，产生冲击波。这些冲击波经过一个椭球体的壁反射后会聚集在一点，并在此产生强大的波能。只要通过碎石机的 X 线或 B 超定位系统将结石定位于这个焦点上,冲击波就能将结石粉碎。

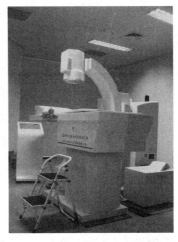

图 10　体外冲击波碎石机

体外冲击波碎石的优点如下。

(1) 效果好:目前绝大部分泌尿系结石都能用 ESWL 来治疗。从而使许多患者免除了开放手术的痛苦。其治愈率可达 95%以上。

(2) 痛苦小:碎石过程中无须麻醉,患者几乎没有明显不适的感觉或仅有轻微的疼痛。

(3) 损伤小:治疗后患者可立即活动,不影响工作、学习和生活。

(4) 住院时间短:一般只需要一周左右。

(5) 治疗费用低:比住院开放手术的费用要低得多。

(6) 并发症少:ESWL 不会对人体产生严重的损伤,仅有少量血尿或结石排出时引起的疼痛。

即便在当今各种微创手术盛行的情况下,ESWL 仍有其不可替代的优势。只要选择得当,治疗的效果绝不逊色于其他微创手术。

什么情况下可以进行体外冲击波碎石治疗

体外冲击波碎石应用临床 30 多年来,碎石机的功能和操作

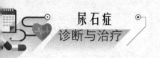

技术方面都已取得长足发展。一般而言,肾、输尿管、膀胱结石都可进行体外冲击波碎石。但在具体治疗的时候,还是要严格掌握指征。首先,太小的结石因为有自行排出的可能且不易定位,一般不考虑行体外冲击波碎石。其次,当尿路有明确的梗阻病变存在时,一般也不考虑进行体外冲击波碎石。因为这时结石即使粉碎,结石碎片也不可能顺利排尽。第三,对于有些比较大的肾鹿角形结石,可在经皮肾镜碎石后进行体外冲击波碎石,但往往不能一次把结石粉碎,而需要多次碎石才行。第四,对伴有严重肾功能损害的肾结石,应该尽快进行手术治疗,以解除梗阻挽救肾功能。第五,一些位于肾盏憩室内的结石或肾盏颈部狭窄的肾盏结石,一般不会给患者造成损害,且粉碎后也不能顺利排尽,故不考虑作体外冲击波碎石。第六,与骶髂关节重叠的输尿管中段结石由于 X 线很难进行定位,宜待结石下降到骶髂关节以下后再行体外冲击波碎石。应该说,除了上述这些特殊情况的结石外,体外冲击波碎石适用于绝大多数的泌尿系结石。

从结石的大小来说,肾盂结石以<2 cm 为宜。结石部位以肾盂比输尿管更合适。在各种结石中,以磷酸镁铵最易击碎,草酸钙、尿酸次之,最难击碎的是胱氨酸结石。尽管磷酸钙(硬度为5)和二水草酸钙(硬度为4)结石都比较硬,但在超声碎石和体外冲击波碎石时都比较容易粉碎。而胱氨酸是尿石中最软的(硬度为2),超声碎石和体外冲击波碎石却不易将其击碎。这是因为胱氨酸是有机物质,晶体间结合牢固,对超声和体外冲击波都不敏感的缘故。另一方面,胱氨酸结石一般体积比较大,常为多发结石和铸形结石,勉强碎石不仅操作费时,排石也费时。碎

石不彻底或排石不完全都有可能在肾脏内遗留结石碎片,残余结石又可能成为复发结石的核心。因此,在胱氨酸结石的治疗过程中,应当采用综合治疗,避免单打一,否则很难取得理想结果。

从结石的结构看,粒晶结构的结石易于击碎,而鲕状结构的结石比较难以击碎。从病程看,停留时间较长的结石较难击碎,即使击碎了也不易排尽。尤其值得注意的是对于手术后复发的结石或残余结石,因再次手术比较困难,所以更适合进行体外冲击波碎石。有些输尿管结石患者在急性肾绞痛时,如果腹腔内没有气体干扰,为了缩短疗程、缓解症状,也可以急诊进行体外冲击波碎石。

接受体外冲击波碎石治疗的患者应具备哪些条件? 有什么禁忌证

准备接受体外冲击波碎石治疗的患者应具备以下条件。

(1) 必须通过排泄性尿路造影(必要时还要做逆行造影)以明确结石所在部位以下的尿路没有各种原因造成的梗阻(如狭窄、肿瘤等)。因为结石下方存在梗阻时即使结石被粉碎,结石碎片也难以排净,会成为结石复发的核心。

(2) 患结石的一侧肾脏应有良好的肾功能,这样才能产生足够的尿液将结石碎片冲出尿路。

(3) 必须使尿路处于无菌状态,以免碎石后出现泌尿系

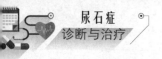

感染。

实际工作中还应考虑以下情况。

(1) 全身情况:有全身出血性疾病、严重的心脑血管疾病及孕妇不宜进行 ESWL。

(2) 泌尿系统本身的情况:结石以下尿路存在器质性梗阻、肾功能不全及尿路感染者也不能进行 ESWL。

(3) 结石本身的情况:较小的结石,一次治疗即可粉碎,且可顺利排出;而较大的结石(特别是鹿角型肾结石)宜与经皮肾镜取石联合治疗或手术治疗,碎石前最好先在输尿管内放置双 J 导管;输尿管结石如果停留时间较长,结石很难击碎,或即使已粉碎也难以排出。

另外,如有以下情况者是不适宜进行体外冲击波碎石治疗的。

(1) 身体情况相当虚弱的患者。

(2) 证实有器质性心脏病或安装有心脏起搏器的患者。因为这类患者在进行体外冲击波碎石时容易引起心律失常。

(3) 未经纠正的高血压病和有出血倾向的患者。这类患者在碎石后有发生肾周被膜下血肿的可能,必须先经内科治疗,使疾病得到控制后再进行体外冲击波碎石。

(4) 妊娠及月经期的女性。

(5) 特别肥胖的患者:一方面肥胖患者在 X 线通过时强度减弱,使结石的定位有困难;另一方面,因肥胖而使体表到结石的距离增大,甚至超出碎石机设定的调节范围,无法将结石调到焦点上。

(6) 儿童:一般综合性医院的碎石机都是为成年人设计的,由于儿童的结石到体表的距离太短,超出碎石机调节的范围。故对儿童尿石症患者必须使用专门为儿童设计的碎石机。

体外冲击波碎石后应该注意哪些事项

体外冲击波碎石后应注意以下几个问题。

(1) 碎石后应多饮水或通过静脉输液来增加尿量,促进结石碎片排出。

(2) 应多活动,特别是可以进行跳跃活动(以脚跟落地为好),以加快结石碎片的排出。

(3) 每次将尿排入容器内或直接将尿排入特制的漏斗来收集结石碎片,以观察治疗的效果并对结石标本做化学成分分析。

(4) 碎石后会在短期内出现血尿。一般血尿会很快自行消失。只是在血尿比较严重或持续时间较长时才需要应用止血药物。

(5) 碎石排出过程中,可能出现肾绞痛,这是正常现象。必要时可以给予解痉止痛药。

(6) 碎石治疗后应观察患者的呼吸、血压及疼痛的情况,如果出现血压下降、持续性的肾区疼痛,应做 B 超检查,确定是否有肾周围血肿,以便及时进行治疗。

(7) 如出现发热,应考虑合并尿路感染的可能,并给予抗生素治疗。鹿角形结石体外冲击波碎石后严重脓毒血症的发生率

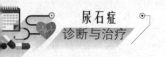

为 2.7%，尽管应用抗生素，败血症的发生率也在 0.5%。因此，对这些患者在体外冲击波碎石后更应给予特别的关照，必要时还要做尿液的细菌学检查，选择敏感的抗生素进行治疗。

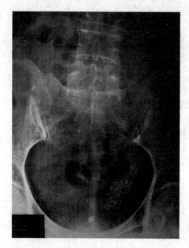

图 11　结石碎片在输尿管下段形成的"堰塞湖"

(8) 术后根据情况复查 X 线平片，以了解结石粉碎的情况和结石碎片排出的情况。如果肾绞痛持续不缓解，应想到结石碎片有在输尿管内形成"石街"的可能，应及时摄片以明确诊断，及时排除结石碎片造成的梗阻。图示的是肾结石碎石后，大量碎石排至输尿管下段，形成如同地震后的"堰塞湖"(图 11)。

(9) 对于直径<4 mm 的结石碎片，一般都能自行排出。但即使没有症状，也没有合并感染，也要定期随访。不要以为没有症状就认为结石已经排出，可以高枕无忧了。否则，结石体积增大，又会造成新的问题。

(10) 对体积较大、质地较硬的结石，往往不能一次完全粉碎。这时就需要进行第二次乃至更多次的碎石治疗。所以要在第一次碎石后及时了解结石排出的情况，并对未排出的结石碎片进行处理。

体外冲击波碎石后再次碎石时需要注意哪些问题

体外冲击波碎石后如需再次碎石,应注意下列问题。

研究证明,尽管体外冲击波碎石不会对肾脏产生严重的器质性损害,但毕竟还是会对肾功能带来一定的影响。因此,在两次体外冲击波碎石之间必须有一个间歇期,以使肾脏的损伤得到一定的恢复。这个间隔期以 7～14 天为宜,不能操之过急。否则,会使肾功能受到严重的损伤,甚至会造成不可逆的损害。

较大的结石在一次体外冲击波碎石后可以形成许多碎片,当这些碎片一起往下排出时就会形成"石街",造成输尿管的梗阻。如果不及时处理,会严重地影响肾功能。对"石街"的处理可以立即再次进行体外冲击波碎石,也可以通过输尿管镜来取出结石碎片。为避免"石街"形成后对肾功能的影响,对可能出现"石街"的患者,在碎石前应在输尿管内放置双 J 导管。

如果经过两次碎石仍不能将结石粉碎,应考虑结石是否被输尿管内的肉芽肿组织或炎性息肉所包裹。如确实不能被粉碎,就应放弃碎石治疗,改用其他方法治疗。

体外冲击波碎石对人体有什么影响

大量实验研究及临床观察证明,就宏观而言,只要严格按照

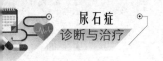
操作常规进行,体外冲击波碎石不会对人体产生明显的不利影响。但如用 CT 及磁共振等先进设备进行检测,体外冲击波治疗后发生肾内肾小球滤过率和肾血浆流量下降、肾被膜下微小出血、血肿及水肿等情况也较常见,个别患者可发生肾被膜下血肿,后期则可有局限性纤维化等改变,这在正常情况下不会发生不良影响,但如果原有肾功能不正常,特别是结石较大,又需多次进行体外冲击波碎石时,就应慎重对待。

此外,体外冲击波碎石对心血管系统、呼吸系统及胃肠道等有一定影响,但只要选择病例得当、确切掌握碎石机的使用方法,合理安排碎石时间(一般再次碎石应间隔 2 周),并与其他治疗手段结合运用,应该说体外冲击波碎石还是一种较为安全有效的治疗尿路结石的方法。

体外冲击波碎石治疗后有哪些常见并发症

体外冲击波碎石虽是一项安全有效的治疗方法,治疗中或治疗后会出现一些不良反应。这些反应一般不严重,只要处理得当,不会产生严重的后果。体外冲击波碎石后的主要并发症如下。

(1) 血尿:体外冲击波碎石治疗后,几乎所有患者都会出现轻重不同的血尿,尤其是肾结石。血尿一般均较轻,不需特殊治疗,1~2 天即可自行消失。

(2) 绞痛:多见于肾结石患者,一般不重,给予镇痛解痉药物对症治疗均可缓解。如结石碎片较大或较多并引起输尿管梗阻

（即"石街"），可发生典型的绞痛症状，一般止痛药难以奏效，必要时可再行碎石解除梗阻。同时，应严密观察结石碎片排空的情况，如无结石碎片排出，则应尽快对其进行体外冲击波碎石或经尿道输尿管镜下碎石治疗。

（3）发热：多由碎石堵塞尿路引起，或尿路感染未加控制即进行碎石治疗所造成。因此结石应充分粉碎，出现感染征象时，要及时用药控制感染，症状缓解后仍需继续用抗生素3～4天。

（4）咯血：多见于治疗上盏结石或小儿肾结石，一般较轻，不需特殊处理即可自愈。

（5）便血或呕血：由于治疗时胃肠道内积气过多，冲击波对消化道黏膜损伤之故。治疗前宜做肠道准备，减少积气，出现后一般不需特殊处理便可自愈。

什么是经皮肾镜治疗肾结石

经皮肾镜碎石术（percutaneous nephrolithotomy, PCNL）是一种腔内泌尿外科手术。它是利用肾镜和腔内碎石、取石器械，通过人工在腰部建立的从皮肤到达肾脏的通道将结石粉碎并同时将结石碎片吸出体外来完成治疗的。PCNL可以用来治疗肾结石或输尿管上段结石。随着器械的不断改进、医生治疗水平的不断提高，PCNL已成为肾结石治疗的一种重要方法。

经皮肾镜取石术一般需要采用全麻，也可用连续硬膜外麻醉或腰麻。术中，首先在X线或超声指导下穿刺肾盂，然后将穿

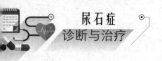
刺通道扩张至需要的大小,标准的通道为 F26～28,经此通道留置镜鞘,再放入肾镜。窥视下将结石取出或用特殊的碎石设备将结石击碎后取出。与体外冲击波碎石和开放手术相比,PCNL的优点是:能在直视下发现结石并碎石、取石;可一次将结石击碎、同时全部取出;操作可以随时停止、分期进行;可与体外冲击波碎石等方法配合治疗;损伤比开放手术小,也比反复体外冲击波碎石小。近年来出现的微通道(F14～16)经皮肾镜取石技术,使该手术的创伤更小,并发症的发生率更低,手术后恢复更快,已成为治疗结石的主要手段之一。

对于一些较大的结石,则可先通过通道放入碎石器(如气压弹道或钬激光),将结石击碎,再用取石钳取出碎石。

经皮肾镜碎石对肾结石和输尿管结石治疗的成功率分别可达 98.3%和82%,并有痛苦小、创伤小、适应范围广、能在短期内恢复正常工作等优点,但需要特殊的设备并且技术要求较高。它的主要并发症有术中及术后出血、肾盂穿孔、邻近脏器损伤、感染、尿外渗等。

什么是微通道经皮肾镜取石术

微通道经皮肾镜取石技术(minimally invasive percutaneous nephrolithotomy, MPCNL)是改良传统经皮肾镜方法,缩小肾穿刺造瘘通道直径,用输尿管镜或小号肾镜取石,一般采用F14～18通道。

与标准经皮肾镜取石相比,微通道经皮肾镜的主要优点如下。

1. 创伤轻微、出血少,并发症少

微创经皮肾取石手术通道仅扩张到 F14～18,而传统的经皮肾取石术则需扩张至 F24～30。因此,微通道经皮肾取石术将创伤减至最小,扩张通道细小,术中出血少、术后出血更少,丢失肾脏的危险性大幅度降低,患者一般不用输血,手术安全性高。

2. 手术适应证广

使用微通道肾镜或输尿管硬镜,由于镜体纤细,入镜后摆动和转动范围较大,可以到达肾盂、输尿管上段和大部分肾盏,甚至可以通过狭小的肾盏颈进入小盏,因此结石清除率高,为一次取尽结石创造了条件。手术适应证范围比传统的经皮肾取石术更广。凡是需开放手术处理的肾结石均为其适应证,甚至开放手术难以处理的结石(如复发性结石、合并盏颈狭窄的肾小盏结石、憩室内结石、ESWL 后严重"石街"等)也都可采用微通道经皮肾取石术治疗。

什么是 EMS 系统? 它有什么优越性

EMS 系统是指气压弹道碎石联合超声碎石及吸附设备,可进行多种组合治疗(气压弹道,气压弹道＋吸附,超声＋气压弹道＋吸附,超声＋吸附)。可根据结石的部位、形状、大小、成分、是否伴有其他疾患等因素任意组合,瞬间转换。特殊设计的中

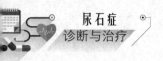
空超声探头及微侧孔防堵塞结构,有效减少了热力的产生、防止吸管阻塞等问题。减少或避免使用取石钳的机会,缩短治疗时间。结石收集器可自动收集结石碎片,以作结石分析之用。在经皮肾镜下应用该设备处理大的复杂性肾结石,可以显著缩短手术时间,提高单位时间内结石的清除率,而且对于不同成分的结石均有良好的粉碎作用,明显提高了临床疗效。

EMS碎石清石系统集多种结石治疗方式为一身(两种碎石能量、四种碎石方式及最新专利设计的结石清理和收集系统),具有明显的先进性和科学性。经临床验证,这种组合具有更高的效率和更好的碎石效果,能有效防止"石街"的形成、结石复发以及肾内感染等风险。由于手术时间相应缩短,失血、冲洗液外渗及感染等并发症的发生也相应地减少。手术过程中,肾脏处于常压或轻微负压状态,防止其他碎石方式高压冲洗可能导致肾脏潜在的感染危险,对于保护肾功能起到积极的作用。EMS第三代碎石清石系统和肾镜、输尿管镜临床应用配合经皮肾镜的使用,使体积大、复杂性肾结石的治疗达到了高度的微创化,可以满意处理全尿路各种需要外科处理的结石。同时,其独特的吸附清石系统能非常有效地防止结石残留,减少结石复发;配合输尿管镜的使用,对输尿管中下段结石清的除率达到80%以上,并能对体外冲击波碎石后形成的"石街"、黏附于管壁的残留结石及时清除;配合膀胱镜(或经皮肾镜)的使用,可以对体积较小的膀胱结石进行彻底清除。较之膀胱镜碎石钳碎石有着结石清除彻底、创伤小的明显优点;对于双侧泌尿系梗阻的急诊患者,能够迅速微创处理,最大限度减少患者肾功能的损害;输尿管镜、肾镜的使用使泌尿系疾病的诊断水平又上了一个新的台阶。

经皮肾镜碎石治疗有哪些适应证和禁忌证

经皮肾镜碎石术虽然是一种微创手术,但又是一种高危性的手术。为了保证手术取得理想的结果,必须要严格掌握手术的适应证。经皮肾镜手术的适应证如下。

(1) 所有需开放手术干预的肾结石,包括单发和多发性结石、鹿角状结石,开放手术后残留和复发的结石,有症状的肾小盏结石或憩室内结石,体外冲击波无法粉碎及治疗失败的结石。

(2) 输尿管上段、梗阻较重或长径>1.5 cm 的结石。

(3) 输尿管上段结石息肉包裹及输尿管迂曲,体外冲击波碎石无效或输尿管镜手术失败者。

(4) 特殊患者的肾结石,包括小儿及肥胖患者的肾结石,肾结石合并 UPJ 狭窄,孤立肾合并结石梗阻,马蹄肾并结石梗阻,移植肾合并结石梗阻,无积水的肾结石。

经皮肾镜手术的禁忌证有:①未纠正的全身出血性疾病;②严重心脏疾病和肺功能不全,无法承受手术者;③未控制的糖尿病和高血压者;④盆腔游走肾或重度肾下垂者;⑤脊柱严重后凸或侧弯畸形、极肥胖或不能耐受俯卧位者亦为相对禁忌证,但可以采用仰卧、侧卧或仰卧斜位等体位进行手术;⑥服用阿司匹林、华法林等抗凝药物者,需停药 2 周,复查凝血功能正常才可以进行手术。

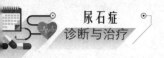

经皮肾镜取石术有哪些常见的并发症？
应该如何处理

经皮肾镜取石术是一种安全、有效、创伤小的治疗方法，并发症较少。常见的并发症如下。

1. 残留结石

由于结石的部位及术中出血所致的视野不清，有时会遗漏部分结石，特别是当多发结石和较大结石击碎后更易残留结石碎片。残留结石碎片可以通过原通道再次用经皮肾镜取出，或用体外冲击波再次碎石，也可采用溶石治疗。目前多主张"三明治"的方法处理，即先行 PCNL，然后行 ESWL，最后再行 PCNL。这样，可以大大地减少残石率，清除结石的效果也较明显。

2. 出血

经皮肾镜取石术中都会有少量出血，一般不影响手术。如果术中出血较多，则需停止操作，并放置肾造瘘管，择期行二期手术。当肾造瘘管夹闭后，静脉出血大多可以停止。临床上持续的、大量的出血一般都是由于动脉性损伤所致，往往需行血管造影继而进行超选择性肾动脉栓塞。若出血凶险难以控制，应及时改开放手术，以便探查止血，必要时需要切除患肾。经皮肾镜取石术后也会有少量出血，一般于术后数日自行消失；有时会有较多出血，甚至血块堵塞造瘘管，一般经卧床休息后可自行缓解。

3. 周围器官损伤

因为经皮肾穿刺技术是在超声或 X 线指导下进行的,而不是在直视下进行。因定位会有一定的困难,有时会造成周围器官,如胸膜、肝脾、肠道等周围组织器官的损伤。如果发生这些情况时,需要及时处理,必要时急诊开放手术。

4. 感染

经皮肾镜术后,一般会有 3～5 天体温较高,这是正常的术后反应。发热并不一定意味着感染,只有当体温很高且持续 5 天以上时,方考虑感染的可能性。感染时,除高热外常伴有肾区胀痛及叩痛等症状。经皮肾镜术后的感染部位常是肾或肾周,无菌操作技术和保持造瘘管通畅是预防感染的关键。一旦感染也可通过应用抗生素和引流很快治愈。

5. 肾盂穿孔

可发生在穿刺、扩张和碎石、取石等操作过程中,术中发现穿孔后应立即重返集合系统内。对于小的穿孔,可继续完成碎石、取石操作后留置肾造瘘管,多能自行愈合;对于大的穿孔,要考虑可能合并有大血管、腹腔脏器的损伤,立即停止操作,检查无合并伤时,留置肾造瘘管,结束手术。

经皮肾通道的建立有何新发展

近年来,随着微创技术的发展,皮肾通道的建立呈现微创化的趋势,在标准通道经皮肾镜碎石术的基础上,发展出微通

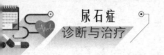

道经皮肾镜碎石术(MiniPCNL)、超微通道经皮肾镜碎石术(SMP、UMP)、针状肾镜碎石术(MicroPerc, Needle-perc)。穿刺通道的大小与出血、有效肾单位丢失相关,穿刺通道越小,出血风险越低,有效肾单位丢失越少。标准通道经皮肾镜碎石术扩张通道较大,结石清除效率高,肾盂内压低,但会增加出血风险。超微通道经皮肾镜碎石术(F11-14)、针状肾镜碎石术(F4.8)的通道相对较小,对肾脏损伤小,出血风险降低,但也存在手术视野较小、碎石后取石不便、碎石效率较低、手术时间较长等缺点。

此外,针状肾镜还结合了可视化穿刺,通过在穿刺针中置入微型摄像头,可通过监视器实时观察穿刺针角度、深度和位置,并可通过肾镜找到结石,减少穿刺次数,避免穿透血管或肾集合系统。根据中华医学会泌尿外科分会发布的《经皮肾镜取石术中国专家共识》,应根据结石的特征和术者经验选择经皮肾通道的大小。大小通道结合的多通道取石,不仅可以提高结石清除率,而且可减少出血和肾脏损伤的发生率。

什么是经尿道输尿管镜碎石

与经皮肾镜碎石一样,经尿道输尿管镜碎石也是一种非开放性手术,所不同的是内腔镜进入的途径不同。具体方法是先经尿道将膀胱镜插入膀胱,窥视下向输尿管内插入导丝,沿导丝逐步用扩张器扩张输尿管口,然后再沿导丝将输尿管镜经输尿管口向上插入输尿管,最后进入肾盂。当输尿管镜到达结石所在部位后,就可以在窥视下施行各种治疗(如用超声、气压弹道或钬激光碎石,用异物钳直接取石等)。术后一般要留置双J导管2~4周,以防止术后输尿管黏膜水肿、血块堵塞而造成输尿管的梗阻或疼痛。

经尿道输尿管镜碎石术是治疗输尿管结石的一种重要手段,尤其是对输尿管中下段结石,成功率很高。此外,对于体外冲击波碎石定位困难或治疗失败者及冲击波碎石后形成"石街"者,经尿道输尿管镜碎(取)石也有很高的成功率。

下列情况不适宜行经尿道输尿管镜碎石:①有出血性疾病的患者(术后容易并发较严重的血尿);②有前列腺增生症或尿道狭窄、各种原因造成的输尿管口狭窄及输尿管狭窄、输尿管扭曲等的患者,因置入输尿管镜有困难而不能进行;③有膀胱挛缩或急性泌尿系感染时。因此,在进行经尿道输尿管镜碎石前要常规进行排泄性尿路造影(IVU)、B超检查及血液常规检查,确认没有上述异常情况。如有泌尿系感染,就应先接受适当的抗生素治疗,待感染控制后再进行经尿道输尿管镜碎石术。

经尿道输尿管镜碎石术是一种安全、有效的方法。近年来,新型的输尿管镜直径较细,不需要专门做输尿管口的扩张就能置入输尿管镜了。它可以使患者免除开放手术所带来的痛苦,较开放性手术恢复快,住院时间短,并发症少。它的主要并发症是急性肾盂肾炎和输尿管损伤。

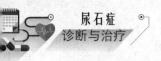
经尿道输尿管镜碎石术后应注意哪些事宜

经尿道输尿管镜碎石术后应注意观察结石碎片排出的情况。对已放置双J导管的患者,由于导管的存在暂时破坏了输尿管口的抗反流机制,排尿时用力而使膀胱内的尿液反流到肾盂,引起腰痛。排尿时应避免用力,让尿液从容地排出体外就可以防止腰痛的发生。由于双J导管在输尿管内会随弯腰动作而造成一定的移动,并导致腰痛及血尿,还要注意避免有明显的弯腰动作。对于术后留置双J导管的患者,一定要密切随访,应定期复查双J导管的位置,并切记双J导管必须按时取出,以免造成不良后果。

什么是输尿管软镜碎石术

输尿管软镜碎石术(flexible ureteroscopic lithotripsy 或 retrograde intrarenal surgery, RIRS)是一种腔内泌尿外科手术。该技术只需通过患者的自然腔道即泌尿道,利用可以主动弯曲的软镜就能够观察肾盂、肾盏等输尿管硬镜一般无法到达的区域,通过钬激光将结石击碎,将碎石用套石篮取出或随尿液自行排出体外。RIRS可用于治疗≤2 cm 的肾结石、输尿管上段结石、PCNL 术后残余结石、联合经皮肾镜治疗复杂性肾结石、马蹄肾肾结石、异位肾合并结石、尿流改道术后的输尿管结石等特殊结石病例。对于肾结石直径＞2 cm 的病例，RIRS 可作为一种替代治疗，推荐分期手术。输尿管软镜碎石术有创伤小、恢复快的优点，但其操作手法精细，软镜价格昂贵且易损坏。输尿管软镜碎石术的并发症有出血、感染、输尿管损伤、进镜失败等。术前留置双 J 管 2 周能够明显减少并发症，提高手术成功率。

什么是超声碎石

　　超声碎石是利用超声换能器的压电效应将电能转换成声能（机械能），再沿着硬性探条传导至顶端，引起顶端震动，当探条顶端接触到结石时，超声波的高频震动能把结石碾磨成粉末状小碎片或将结石震裂。超声碎石的探头一般是中空的，在碎石过程中可以同时用负压将已粉碎的结石碎片吸出来，使操作更方便，效果更好。另外，超声碎石探头还有一个"吃硬不吃软"的特点，它可以震碎坚硬的结石，对膀胱壁、输尿管壁等软组织却不会造成损害。

　　理论上讲，超声碎石可以治疗各种泌尿系结石。但超声碎石必须通过各种内腔镜在直视下将碎石探头与结石直接接触。如通过经皮肾镜、输尿管镜、膀胱镜治疗相应部位的结石，也可以用来治疗体外冲击波碎石术后在输尿管内形成的"石街"。对超声碎石过程中形成的较大结石碎片可用异物钳取出，以缩短手术的时间。

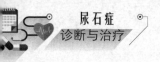
什么是气压弹道碎石术

气压弹道碎石是模仿气锤的作用原理,利用压缩气体产生能量推动手柄内的子弹体,在弹道内将能量传递到探杆,探杆的尖端与结石反复撞击,将结石击碎。由于结石质硬,不易变形,当冲击的能量超过结石张力时,就可使结石解体而达到碎石效果。该装置由金属探头、手柄、子弹体、发生器和空气压缩机构成。其依据碎石的部位和内腔镜工作腔道的直径而定,探头直径为 0.8～2 mm,空气压缩机的压力为 3～5 bar,子弹体在弹道内的运动频率可达到 8～12 Hz,经探头传递的最大输出能量可为 80～100 mJ。碎石模式可选择单发脉冲或连发式脉冲。气压弹道碎石术适应证广,它与经皮肾镜(PCN)、输尿管镜、膀胱镜结合可完成肾结石、输尿管结石和膀胱结石的治疗。

什么是钬激光碎石

钬激光(holmium Yttrium-aluminum-garnet, Ho：YAG)是近年来最新研制的用于碎石的激光器。钬激光是稀有元素钬产生的脉冲式激光,波长 2 140 nm,恰好位于水的吸收范围,峰值功率瞬间可达上千瓦。钬激光可通过直径 320～550 μm 低水含量的石英光导纤维发射激光,通过内窥镜直抵结石将其粉碎。

与传统的燃料激光相比,钬激光有明显的优势。它除可用于碎石外,还具有切割汽化软组织、凝固止血功效。对于时间长、炎症反应重、已经形成包裹的结石可以先汽化包裹的软组织,再粉碎结石。钬激光可以粉碎包括胱氨酸结石、一水草酸钙结石在内的各种成分结石。

什么是多镜联合

多镜联合是指联合使用多种泌尿内镜进行泌尿系结石手术。近年来,多镜联合碎石取石是泌尿系结石治疗的新进展,处理复杂性上尿路结石时,多种内镜、多种手术方式联合能起到优势互补的作用。目前较为常见的联合方式为PCNL联合输尿管软镜、PCNL联合软肾镜、不同口径多通道PCNL治疗复杂性肾结石,提高清石率,减少穿刺通道,从而减少并发症的发生。对于常见的PCNL联合输尿管软镜碎石取石来说,理想的适应证如下。

(1) 结石主体:负荷大,肾镜清除。

(2) 平行盏结石:负荷小($<1.5\sim2$ cm),一期软镜处理。

(3) 结石主体:负荷小、中上盏,软镜处理。

(4) 中下盏:肾镜(针状肾镜、UMP、SMP、MiniPCNL)。

此外,经大直径输尿管软镜鞘联合应用半硬式输尿管镜及输尿管软镜治疗大体积肾结石,能获得更好的灌洗和视野,提高清石率。多镜联合可更好发挥肾镜、输尿管软镜等器械的优势,使清石更安全高效。

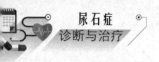

什么是体外物理振动排石

对于肾脏的小结石或碎石,临床上多采用口服中草药排石、运动排石、体位排石等被动排石的方法,结石排出时间不确定,排石效果也不确切。而体外物理振动排石(external physical vibration lithecbole, EPVL)机是一种我国首创的主动排石设备,开创了临床泌尿系结石由被动排石向主动排石转变的新思路。它采用多方位物理简谐振动惯性引导技术,使用多方位导向谐振激发手柄提供轴向促推作用,通过调整设备姿态,由惯性引导离隙的结石沿腔体滑移排出。EPVL 主要应用于 <6 mm 的肾或输尿管结石、体外冲击波碎石和各种腔镜微创治疗后的残石,它具有排石主动、排石更快、排净率高、安全可靠的优点。

无临床意义的结石需要治疗吗

肾结石患者中还有相当一部分小结石的患者,这些患者一般结石直径≤4 mm,没有疼痛,没有肉眼血尿,没有尿路感染引起的尿频、尿急、尿痛的尿路刺激症状,常常是例行体检时发现,这些结石被称为无临床意义结石。无临床意义结石还多见于体外冲击波碎石、经皮肾镜碎石或输尿管软镜碎石后的残留结石,以及没有症状的肾盏憩室结石。那么，无临床意义结石需要治疗吗？

如果结石长期不能排出体外，可能会出现一些问题，如肾绞痛（结石排出并梗阻于输尿管）、血尿（结石摩擦损伤黏膜）、结石长大（未来可能需要手术治疗）、尿路感染（结石作为异物存在）、肾功能受损（长时间梗阻停留在尿路的某一部位）。观察随访当然是一种合理的选择，因为不管是口服排石药物还是其他治疗方法，都存在利弊。观察随访时，需要定期检查 B 超、尿常规等，了解结石大小的变化、肾脏有无并发症等。只要无明显症状，又没有对肾功能造成影响，可以选择观察随访，底线是不能加重肾功能的损害。但对于飞行员等特殊的职业，由于肾绞痛突发时剧烈的疼痛会对工作产生影响，有关公共安全，会要求入职前将结石排净。

尿道结石能不能使用钬激光进行碎石

对尿道结石，尤其是后尿道结石，一般都采用将结石推回膀胱的办法，再按膀胱结石来治疗。对于体积较大的尿道结石，如无法将结石推回膀胱，可以在尿道内直接将结石击碎或击成小块推入膀胱后再进行碎石，而不必采用开放手术。钬激光同样可以击碎尿道结石，达到很好的碎石效果。因此，经尿道采用钬激光治疗尿道结石碎石效果好，对尿道黏膜损伤小，安全性高，患者的痛苦非常小。

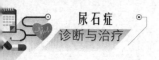

腹腔镜手术治疗输尿管结石是怎么一回事

腹腔镜手术是近年来发展起来的一种先进技术。它就是利用腹腔镜及其相关器械进行的手术。手术中将腹腔镜镜头插入腹腔或后腹腔内,并将腹腔镜镜头拍摄到的图像通过光导纤维传导并实时显示在监视器上,然后医生通过监视器屏幕上所显示的图像,运用特殊的腹腔镜器械进行手术。腹腔镜下输尿管切开取石术有两种途径,一种经腹腔,另一种经腹膜后,两种途径各有优缺点,一般经腹膜后途径对肠道功能的影响小,采用更普遍。套管的合理安置、准确的解剖定位、良好的尿路引流、娴熟的缝合技术是手术成功的关键。术中一般采用3~4个操作通道,通道处仅有0.5~1 cm的手术切口,因此手术创伤小、并发症少、痛苦小、恢复快,正逐渐替代开放性输尿管切开取石术。

由于腹腔镜手术的切口小,从而减轻了患者的痛苦和损伤,缩短了住院的时间,所以很受患者的欢迎。对于较大的输尿管上段结石或有炎性息肉包裹的结石、ESWL效果欠佳时,也可采用腹腔镜下输尿管切开取石术。

由于手术器械的改进,我们现在可以应用单孔腹腔镜进行输尿管结石的手术。这样,对患者的损伤更小。

哪些输尿管结石适合行后腹腔镜下输尿管切开取石术

后腹腔镜下输尿管切开取石术的适应证基本和开放性输尿管切开取石术相同。一般来讲,对于较大的输尿管上段结石(直径＞1 cm)、结石停留时间较长且有炎性息肉包裹者、ESWL效果欠佳者、采用输尿管镜下碎石易致结石进入肾盂、因输尿管狭窄而致输尿管镜不能进入或合并较重肾积水需尽快解除梗阻者,都适合行后腹腔镜下输尿管切开取石术。但是,后腹腔有严重粘连者(如既往曾行后腹腔手术)一般不适合采取该术式。

前列腺增生合并膀胱结石能不能在一次手术中完成治疗

膀胱结石是前列腺增生常见的并发症。在进行开放性手术的时候,完全有可能在切开膀胱后先取尽结石,接下来再剜除前列腺。但在进行微创手术的时候,要一次性取尽膀胱内所有的结石并切除前列腺,会遇到一定的困难。

好在现在我们可以应用钬激光及气压弹道碎石对体积较大的结石先进行碎石,随即对增大的前列腺应用诸如钬激光、双极

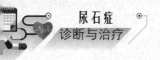
电刀等可以一期完成手术。这样一来,绝大多数膀胱结石都可以应用微创手术一期完成。

妊娠期女性的尿石症如何治疗

在治疗方面,20%～30%的妊娠期患者可采取药物治疗,尽可能不用诸如总攻疗法等强有力的治疗方法。通常用来预防结石形成的药物,如噻嗪类药物(对含钙结石)、黄嘌呤氧化酶的抑制剂(对尿酸结石)、青霉胺(对胱氨酸结石),对胎儿都有一定的不利影响,也应避免使用。对于严重腰痛或腹痛合并泌尿系感染或全身感染者,应选择安全、适当的抗生素予以抗感染治疗。可采用多饮水、卧床休息、服用止痛药等比较温和的方法,50%～80%的结石可以自行排出。但在妊娠的头 3 个月,应避免使用一些可能对胎儿发育有影响的止痛药,如非激素类抗炎药物等。对于有严重腰痛或腹痛者,多数情况下麻醉止痛是安全的,既可口服,亦可胃肠外使用麻醉剂,常用的杜冷丁(哌替啶)和吗啡未发现引起胎儿致畸的报道。对严重腰痛或腹痛但不合并有恶心、呕吐者、还可使用连续硬膜外麻醉以缓解输尿管痉挛及绞痛,促使一些上尿路结石排入下尿路甚至体外。对结石梗阻所致的感染,必须及时处理,以免引起自发性流产。必要时可放置输尿管内支架,通过术中 B 超确定支架的位置。

如绞痛症状没有改善,则可选用经皮肾取石术。可在局麻下行超声引导下的经皮肾造瘘术。只有在特殊情况下(如持续疼痛、败血症、反复梗阻），才在严密监视下行经皮肾取石术。随着腔镜技术的飞速发展，经输尿管镜钬激光碎石逐渐成为妊娠女性治疗输尿管结石的第一线治疗。若要进行体外冲击波碎石，最好使用 B 超定位的碎石机，以避免对孕妇和胎儿产生不利影响。

如何正确看待泌尿系结石的微创手术治疗

　　泌尿系结石的微创手术治疗有多种，例如输尿管软/硬镜碎石术、经皮肾镜碎石术、腹腔镜手术等。和开放手术相比，微创手术创伤更小、患者痛苦更小、术后恢复更快、住院时间更短，已成为手术治疗结石的发展方向。但微创不等于无创，这些微创手术也有并发症，如术中及术后出血、感染、脏器损伤等。经皮肾镜碎石术比较严重的并发症是出血和尿源性脓毒血症，若处理不好，前者会导致失肾，后者会导致死亡。输尿管镜碎石术比较严重的并发症是输尿管撕脱伤，需要行修补手术。据统计，目前微创时代我国尿石症患者失肾、死亡的比例仍居高不下，常常导致医疗纠纷的发生。因此，临床上不能为了微创而选择微创，而是要根据适应证选择好合适的手术方式，同时微创技术需要规范化培训推广，外科医生也要精准地做好每一台手术和围手术期管理。

尿石症的预防

怎样预防尿路结石的复发

尿石症的预防是十分重要的。因为在尿石治疗后,形成结石的因素并未得到解决,如不采取预防措施,结石还可能复发。据统计,草酸钙肾结石的 1 年、5 年、10 年复发率分别为 10%、35%、50%。大约 15% 的结石患者需要采取特殊的代谢措施来预防尿石的复发。因此,必须十分注意尿石症的预防工作。

预防尿石症复发的措施主要如下。

(1) 根据尿石成分分析的结果,针对尿石形成的原因制订有效的预防措施,这样才能做到有的放矢。在结石未排出前,可以根据 X 线平片上结石的形态来判断结石的成分。在结石排出或经手术取出后,则应将结石标本送化验,以明确其成分,指导预防。

(2) 对小儿膀胱结石来说,主要的问题是增加营养(奶制品)。这里特别强调母乳喂养的重要性。

(3) 大量饮水。多饮水是最简便有效的防石方法。增加 50% 的尿量可以使尿石的发病率下降 86%。对尿石症患者来说,应保持每日尿量在 2 000 ml 左右,而且要均匀地饮水。尤其餐后 3 小时是钙排泄的高峰,更要保持足够的尿量。如能服用磁化水,效果更佳。

(4) 结石患者应根据热量的需要限制超额的营养,动物蛋白的摄入要适量,保持每日摄入蛋白的量为75～90 g。控制精制食糖的摄入。注意由于代谢综合征引起的尿石症。忌食菠菜、动物内脏等。

(5) 治疗导致结石形成的疾病,如尿路梗阻、尿路感染、代谢性疾病等。

(6) 药物治疗:可以根据体内代谢异常的情况,适当口服一些药物,如噻嗪类药物、别嘌呤醇、正磷酸盐、友来特等。

(7) 定期复查,以及时发现复发的结石。

尿石症反复发作的原因有哪些

尿石症是一种泌尿外科的常见病。现在,治疗尿石症的方法非常多,真可谓琳琅满目。按理说,对尿石症的治疗效果应该非常满意。然而,事情却并非人们想象的那样简单。一方面,相当多的患者治疗不彻底;另一方面,不少患者治愈后不久,结石又复发了。

那么,问题出在什么地方呢?

一是现在许多治疗尿石症的方法大多是治标不治本。不少患者乃至医生确诊了一个尿石症的患者后就急于进行治疗,以为只要有了先进的设备就一定能把结石搞定。其实,造成尿石症的原因错综复杂,包括代谢方面、解剖异常、饮食习惯、工作环

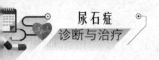

境等。只有在对这些因素进行详细的调查、全面的检查后才能确定。只凭一张 B 超或尿路 X 线平片的报告就开始治疗,近期效果或许比较满意、但远期复发则是必然的。因此,对尿石症患者,在治疗之前必须要弄清诊断。

二是随意选择治疗的方法。治疗尿石症的方法除了口服排石药物外,可供选择的碎石方法包括体外冲击波碎石、气压弹道碎石、钬激光碎石、经皮肾镜碎石及开放手术治疗等。很多医生热衷于使用腔镜实施微创手术来碎石,这当然无可厚非。然而,体外冲击波碎石却大有被"冷落"的阵势。其实,无论从哪方面讲,体外冲击波碎石仍然"宝刀不老",有其不可忽视的作用和优势。

三是治疗后不认真随访。许多患者认为,只要肾绞痛的症状消失、X 线片子上也找不到结石的影子,病就治好了,以为大功告成,可以高枕无忧了。现在许多碎石的方法尽管能够做到微创,碎石的效果也非常好,但是没有一种方法能够真正意义上一次把结石的碎片完全排净。换言之,在碎石治疗后,尿路内会不同程度地残留一些大小不等的结石碎片。这些结石碎片 X 线平片上不一定能显示出来,如不排净,它们就可能成为以后结石复发的核心。许多结石复发的患者,问题往往就出在这里。

总之,只有认真对待尿石症治疗中存在的问题,才能有效地预防尿石症的复发。

多饮水在治疗和预防尿石症中有什么作用

　　虽然结石形成是一个非常复杂的过程,但饮水量不够常常是尿石症患者的共同特点。因此,尿石症患者在就诊时医生都会建议他们多饮水。一方面是希望通过利尿的作用来促进结石的排出。另一方面,多饮水能稀释尿液,对预防结石复发也是有益的。

　　对尿石症患者来说,多饮水可以增加尿量,在结石的近段尿路产生一定的压力,促使结石排出。保持足够的尿量(一般每天达到 2.0～2.5 L)可以稀释排泄物及一些与结石形成有关的物质(如 TH 蛋白),配合其他药物治疗,对尿酸、胱氨酸结石还有溶解作用。应当注意饮水间隔时间要均匀,不可有一时多一时少的现象,尤其餐后 3 小时是代谢废物排泄的高峰,不要使尿液浓度过高。

　　有人统计过,如果每天只有 1 L 尿,就很有可能自发形成结晶;而如果＞2.5 L 尿,就不可能自发形成结晶。因此,对于预防结石复发,多饮水是最简便、最能为患者接受的有效方法。这样可以显著降低尿石成分的饱和度,特别是降低草酸的浓度,起到防石作用。为了避免夜间尿液浓度偏高,临睡前饮水对预防尿石发生也有作用。有的患者担心多饮水会增加肾脏的负担,这是没有道理的。肾脏每天要过滤 180 L 原尿,而 24 小时尿量在 1 500～2 000 ml。因此,就我们每天增加的饮水量来说,以达到

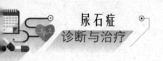

尿色清亮的程度为目的,肾脏是完全可以承受得了的。至于喝什么水好,可根据患者个人的爱好,没有专门的规矩。

有的医生认为,结石形成不仅仅是尿液过饱和的问题,结石形成的抑制因素也有很重要的作用。大量饮水虽然可以降低尿液中结石有关成分的浓度,达到预防结石形成的目的;但同时也稀释了尿液中抑制结石形成的抑制剂的浓度,会减少抑制因子的活性,对防止结石形成不利。这是矛盾的两个方面,在结石的形成过程中,尿液的过饱和居于十分重要的地位,相比之下,大量饮水对抑制剂浓度的影响要小得多。只要处理好这对矛盾,就不会对患者造成不利影响的。

一些饮料,如橘子汁、柠檬、葡萄汁都能增加尿 pH 及枸橼酸的排泄,其他饮料,如咖啡、茶、啤酒及酒则能增加尿的容量,有利于预防尿石的复发。但可乐饮料会增加草酸的排泄而易导致尿石的形成。柚子和苹果也会增加尿石形成的危险。

尿石症患者能不能补钙

过去曾经认为对于含钙结石患者应该要求进低钙食。最近的研究发现,除了Ⅰ型吸收性高钙尿外,并不主张对尿石症患者限制钙的摄入。让患者进低蛋白、低钠及正常钙饮食,就可以明显地降低尿石的复发。随着饮食中钙的含量增加,肠道内草酸的吸收明显降低,这还有利于预防草酸钙结石的复发。正常或高钙饮食可以明显降低草酸钙结石形成的危险。可进食粗食以避免高钙尿,不仅能减少草酸的肠道吸收,也能维持正常的钙平衡。

肠道内草酸的吸收与饮食中钙的补充量成反比。每天控制钙摄入达到 1 200 mg,可使草酸的吸收降低。高钙可使草酸的吸收降低到最大的程度。

由于正常人尿中草酸与钙的比例为 1∶10,尿草酸浓度的轻微变化就会对晶体形成乃至结石的形成发挥比钙离子浓度变化更大的作用。草酸钙结石患者每天应用 1 800 mg 二十碳五烯酸(eicosapentaenoic acid, EPA)期间,能明显减少结石形成的发病率。补充 30 天 n-3 脂肪酸能有效减少尿中草酸的排泄及草酸钙晶体的形成。通过长期补充 n-3 脂肪酸可使草酸钙结石患者有所得益,由于迄今为止还没有治疗高草酸尿的药物,这个结果是令人鼓舞的。增加 EPA 和二十二碳六烯酸(docosahexaenoic acid, DHA)的摄入能减少尿石患者尿中钙和草酸的排泄。这些成分在冷水鱼(cold water fish),如鲱鱼、鲭鱼、金枪鱼及鲑鱼的鱼油中浓度高。

通过饮食补钙或钙制剂会增加尿钙排泄,因此可能会增加尿石形成的危险。但是,如果将钙或钙制剂与膳食一起吃,钙就会在肠道内与草酸结合,这就限制了草酸的吸收,降低草酸钙结石形成的危险。如果钙与钙制剂不与膳食一起吃,那么它们结合草酸的作用就丧失了,尿石形成的危险就会升高。因此建议将钙或钙制剂与膳食一起吃,以避免草酸钙结石形成危险的增加。

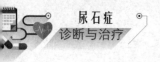
肥胖尿石症患者的饮食如何调节

肥胖的尿石症患者应改变饮食习惯以增加饮水及纤维、减少红色肉类、盐及草酸的摄入,钙的摄入可以正常,也可口服枸橼酸钾、别嘌呤醇、氯噻嗪以治疗原发病。减少嘌呤的摄入以增强药物治疗的效果特别重要。应努力使体重指数(body mass index, BMI)及心血管危险因素正常化,足够的体育运动、平衡营养、足够的液体摄入可使85%的结石患者避免新结石的形成。少摄入动物蛋白、氯化钠,多摄入碱性钾是预防结石复发的关键措施。其余15%的结石患者需要其他处理。

长期卧床的患者怎样预防尿石的形成

由于长期卧床的患者容易形成结石,预防结石的形成就成为十分重要的问题。我们常用的预防结石形成的方法如下。

(1) 增加活动。可以进行一些力所能及的床上活动,也可以进行一些被动性的活动。必要时可以对截瘫患者进行肌肉的电刺激。

(2) 增加液体的摄入量。每日保持尿量在3 L左右,以稀释尿液,预防尿石形成。

(3) 减少钙的摄入。也可服用降低尿钙的药物,主要有正磷酸盐和噻嗪类药物。这些药物可以直接降低钙,增加尿钾、镁、锌、焦磷酸盐,减少肠道对钙的吸收,减少骨的破坏,降低成石的危险。

(4) 治疗和预防尿路感染。这对预防感染结石的形成具有重要的意义。对有留置导尿管的患者应保持尿液引流通畅,并按规定定期更换导尿管(一般一个月更换一次)。

对尿石的标本进行化学成分分析有什么重要性

对任何一个尿石症患者而言,不管结石是自行排出的(整块结石或碎石以后的结石碎片)还是手术取出的,都应该将结石标本送去化验。

对于结石标本进行化学成分分析,一方面是为了使诊断完整,也就是说除了要知道结石的部位、数量、原因、并发症等以外,还要知道结石的成分。另一方面也是为了给患者预防尿石复发提出一个指导性的意见。

尿石症患者在就诊时,虽然已通过一些血、尿标本的化验和X线检查等方法了解了可能存在的代谢异常,但这对于诊断来说还是很不够的。只有对结石标本做了分析,确切知道结石的成分,才算是得到了一个完整的诊断。所以,无论是医生还是患者都应该重视对尿石标本的分析。有些患者希望将结石标本保存在家中作为纪念,这也无妨。因为现在应用红外光谱分析结石只需微量的结石标本就可以了。

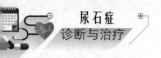

有哪些尿路结石化学成分分析的方法

对结石进行成分分析的方法很多。大致有下列一些方法。

(1) 化学定性分析:这是通过化学的方法对结石标本进行定性分析。这种方法简单易行,但结果比较粗糙。它通过分析可以知道结石含有钙、镁、铵、磷酸盐、尿酸或尿酸盐、草酸盐、胱氨酸等。

(2) 热重量分析法:这是一种矿物学的研究方法。它通过连续测定热分解时标本的重量损耗,从分解温度来定性、定量地测定结石的成分。这个方法灵敏度高、稳定性好,只需几毫克标本,40分钟内就可以测得结果。

(3) 偏光显微镜观察:这也是一种矿物学的研究方法。它是先把结石标本磨成厚度为 20～30 μm 的薄片,在偏光显微镜下进行观察。根据偏振光在通过晶体时发生双折射所产生的干涉色来判断晶体的成分。这种方法不仅能确定结石的成分(还能分析出含不同结晶水的晶体。如一水草酸钙、二水草酸钙),同时还能观察结石的内部结构。更重要的是它能观察到结石形成后各种成分之间的变化,如各种晶体之间的交代现象(包括一水草酸钙交代二水草酸钙、一水草酸钙交代磷灰石、一水草酸钙交代尿酸等各种交代现象)。这种方法的不足之处是,由于非晶体成分在偏振光通过时不发生双折射而没有干涉色,故不能对非晶体成分进行分析。它的另一个缺点是放大倍数小,难以观察细微的结构。

(4) X线衍射分析:这种方法是利用X线通过晶体时产生的衍射现象,用仪器记录下衍射图并进行分析。它不论对无机晶体还是有机晶体都能进行准确而迅速的分析。

(5) 红外光谱分析:红外光谱分析是根据红外光照射一种物质时,一部分光能会被吸收并转变为振动能和转动能。用红外分光光度计记录下光谱图,并进行分析。应用红外光谱法分析尿石标本,操作简便、测谱迅速、样品量少、不受破坏、可以回收。它还能对结石内的晶体及非晶体成分、有机或无机的成分进行分析。可以做定性也可以做半定量分析。由于仪器的数据库容量很大,可检出结石标本内各种不同的成分,使测定的结果更为可靠。如果我们采用红外光谱对结石标本进行分析(图12),即使

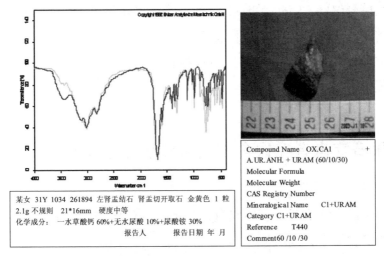

图 12　结石成分分析结果(红外光谱法)

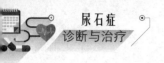
碎石治疗后的细小的结石碎渣也能进行分析,大大提高了指导患者采取预防措施的能力。现在,国内很多医院都采用红外光谱分析仪进行尿石成分分析。

(6)光谱半定量分析:将样本碾成粉末,取 20 mg 标本,在碳棒弧光中激发发光,摄制成发射光谱,并据此进行分析。这种方法主要用于测定结石中微量元素的含量。

(7)扫描电镜及透射电镜观察:这两种方法一般都用于研究工作。将结石标本根据要求处理后用扫描电镜及透射电镜进行观察。前者主要研究结石表面及剖面的结构。后者则研究结石切面的结构。

(8)阴极发光技术:这是一种地质矿物学的技术,不仅能研究结石的成分,还能研究结石各种成分之间的相互关系。

尽管有这么多的分析方法,但其中很多方法需要专门的复杂精密仪器。因此,临床上应首先选用操作简单、不需要特殊设备的方法。只有在深入开展研究工作时,才需要同时进行一种或多种较复杂的检查方法。这时可以与有关部门及科研机构加强协作。

尿石症患者在饮食方面有哪些注意事项

由于饮食与尿石形成有密切的关系,尿石症患者应对自己的饮食给予更多的关注。

首先应减少动物蛋白的摄入,保证能量的平衡。对有家族性高尿酸尿或有痛风的患者,可将蛋白的摄入量限制为每公斤体重 1 g,如每天摄入动物蛋白(肉、鱼、家禽)超过 75 g 就有极大形成结石的危险。每增加 25 g 动物蛋白,尿钙就会增加 32 mg。动物蛋白能增加草酸的排泄,植物蛋白的作用则相反,它会造成尿中低钙、低磷、低草酸,增加草酸及枸橼酸,因此会降低尿石形成的可能性。饮酒量增加时,尿中钙和磷的含量及血中尿酸的含量都增加,结石形成的危险也增加。对膀胱结石患者,饮食中应增加奶制品和磷。大量服用茶和果汁也会增加尿中草酸的排泄。大量饮水可以达到利尿的目的,理想的饮水量标准为达到夜间尿液的比重低于 1.015。

尿植酸少的患者会增加尿石复发的危险,补充鱼油有好处。含草酸多的食物对草酸钙结石的形成有一定的影响,在含草酸多的食物中,菠菜含草酸最多,结石患者吃菠菜会形成大的草酸钙结晶。特别应该指出的是,与其他食物相比,菠菜中草酸在肠道内吸收的比例又是最高的(达 85%)。进食菠菜后 2~4 小时尿草酸的排泄达到高峰,8 小时可增加草酸 20~50 mg,接近正常人 24 小时尿草酸的含量。因此,原则上讲所有草酸钙结石患者都应该禁食菠菜。

尿石症患者可以吃菠菜豆腐汤吗

菠菜是我国人民常吃的绿叶蔬菜,冬季菠菜又是火锅中一个重要的菜肴。有什么办法可以让尿石症患者也能吃菠菜呢?

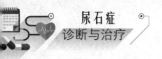

北方人用烫食的方法是值得借鉴的。就是先用开水把菠菜烫一下,然后把菠菜捞出来,再进行烹调。经测定,这样可以去掉菠菜中50%的草酸,大大减少了菠菜中草酸的含量。还有一种办法可以既吃了菠菜又不增加尿中草酸的排泄,那就是吃菠菜豆腐汤。

豆腐是很常见的一种豆制品,深受老百姓的欢迎。但是豆腐中含大量的钙,摄入豆腐会显著增加正常人和尿石症患者尿中钙和尿酸的排泄,从而增加尿石形成的危险,因此尿石症患者应该严格限制豆腐的摄入。菠菜含草酸多,尿石症患者同样应该严格限制菠菜的摄入。那么,尿石症患者能不能吃菠菜豆腐汤呢? 完全可以。只要比例合适,可正好使豆腐中的钙与菠菜中的草酸在肠道里起化学反应,形成不易溶解的草酸钙,随大便排出体外。这样,既吃到了菠菜豆腐汤,又解除了害怕形成草酸钙结石的后顾之忧,真是两全其美。菠菜豆腐汤是人们喜爱的一种菜肴。过去,营养学家们曾认为,菠菜和豆腐一起烹调会破坏其中的营养成分,现今人们生活水平大大提高,已不必顾忌这种配伍禁忌了。

尿石患者应怎样吃水果和蔬菜

有些尿石症患者对吃水果和蔬菜存在疑虑,认为水果及蔬菜中含有大量的草酸,会导致结石复发,其实不然。

(1) 只有一部分蔬菜会明显增加尿中的草酸,如菠菜、甜菜、坚果、巧克力茶、小麦麸皮和草莓。

（2）在大多数人中，通常饮食时草酸的吸收率只有 6％。即便吃得多，吸收也不多。只有草酸的含量从每天 45 mg 增加至 250 mg 时才会引起草酸尿(增加 4.5 mg)。

（3）只有 8％～10％的特发性结石患者有高草酸尿，其中三分之一有肠道草酸的高吸收，因此，在特发性结石患者中草酸的高吸收只有不到 4％。

（4）肠道对草酸的吸收受肠道内钙含量的影响，同时进食牛奶和奶制品就可以减少草酸的吸收。

（5）水果和蔬菜可以增加尿量、钾、枸橼酸、镁及 pH，使肾结石的危险降低 30％～50％。限制水果和蔬菜反而会导致尿中草酸钙和磷酸钙的过饱和度。

（6）水果及蔬菜中的肌醇六磷酸钾可以降低钙的排泄。在女性患者中，能降低结石的风险 36％。

对于一些草酸含量高的水果和蔬菜，只要同时摄入奶及奶制品或补充一些钙剂就可以了。当然，它们也含有一定量的枸橼酸、镁、钾等能抑制尿石形成的成分，限制这些水果及蔬菜的摄入也会增加草酸钙和磷酸钙结石的形成。

对尿石患者要不要限制牛奶及奶制品

以往认为，对含钙结石患者应该限制钙的摄入，主要是限制牛奶及奶制品的摄入。据统计，如将饮食中钙的含量从每天 400 mg

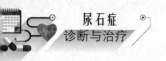
增加到 1 200 mg,可使正常人尿钙从 120 mg 增加到 180 mg,而高钙尿患者尿钙可从 240 mg 增加到 400 mg。这也是多年来许多泌尿外科医生要求尿石患者限制牛奶及奶制品的原因。

现在看来,这些观点显然是有问题的。其理由如下。

(1) 在大部分患者中,低钙饮食并没有达到预期的目的,反而导致钙的负平衡及骨病。

(2) 减少钙的摄入会增加肠道(主要是结肠与小肠)对草酸的吸收。每天每增加钙的摄入 100 mg,就会减少草酸的排泄 1.9 mg。如将每天钙摄入从 400 mg 增加至 1 200 mg 就会使尿草酸从 40 mg 降至 24 mg。

(3) 在限制牛奶和奶制品摄入的患者中,会因此增加动物蛋白(如肉、鱼及家禽),也会带来不利的影响。

研究发现,在每天饮食中含 1 000 mg 以上钙的患者中尿石形成的危险反而比摄入 600 mg 以下者低。对男性高钙尿的含钙结石患者,与正常钙、动物蛋白、低盐饮食相比,通过限制牛奶和奶制品作为低钙饮食的方法无助于预防结石的复发。

通过牛奶或奶制品来补充钙是重要的途径,如牛奶(每 100 g 含 120 mg 或 3 mmol 钙)、酸奶(每 100 g 含 120 mg 或 3 mmol 钙)和奶酪(每 100 g 含 700 mg 或 17.5 mmol 钙)。没有这些食物,钙的摄入就会很低(每天 400 mg 或 10 mmol 钙)。因此,适当进食牛奶及奶制品对于预防尿石症的复发是有好处的。

尿石症患者在工作方面有哪些注意事项

对于尿石症患者的工作,除了在急性肾绞痛期间及手术治疗后的一段时间需要注意休息外,一般没有什么特别需要注意的问题,可以像平时一样工作。只是对于一些从事特殊工作的人来说,要适当引起注意。如从事高空作业的工人、飞行员等,如果结石尚未排尽,就应该暂时调离原工作岗位。否则,万一在高空作业的时候发生急性肾绞痛或输尿管绞痛就会造成一定的危险。这类工作者一定要在确定结石已经排出的情况下才能恢复原岗位的工作。另外,一些在高温环境下工作的患者,应该注意适当地饮水,以免尿液过度浓缩,引起结石复发。从事野外工作的患者及外出旅游的患者,要带够药物,特别是用来缓解肾绞痛的药物,以备不时之需。

为什么尿石症患者在结石治愈后必须定期复查

尿石症患者在结石排出后必须定期进行复查。主要原因如下。

(1) 对绝大多数结石患者来说,排出结石只是治标未治本,导致结石形成的因素并未去除。既然这些造成结石形成的因素

还继续存在,结石就随时可能复发。

(2) 除了在手术时明确结石已经取净外,无论采用什么方法碎石,大部分患者的体内都可能残留一些大小不等的结石碎片。有些结石碎片在 X 线平片上不一定能显示出来。这些结石碎片如不排净,就可能成为以后结石复发的核心。

(3) 对于那些在手术或碎石治疗以后明确还有结石碎片的患者更应该进行定期的复查。

一般说来,患肿瘤的患者是很注意定期到医院去检查的,但很多尿石症患者却因为种种原因在结石排出后以为大功告成,很长时间也不到医院去进行检查,结果结石复发,甚至造成严重的肾积水、肾积脓,最终失去一个肾脏;有的患者原来的结石并不大,碎石后残留的结石碎片反而越长越大,甚至比原来的结石还要大,给治疗带来很大的困难。所以,希望尿石症患者定期到医院接受检查,如有结石复发,就能及时治疗。

健康中国·家有名医丛书
总书目

第一辑

第二辑

13. 呼吸道病毒感染诊断与治疗
14. 心血管内科疾病诊断与治疗
15. 老年眼病诊断与治疗
16. 肺结核病诊断与治疗
17. 斑秃诊断与治疗
18. 带状疱疹诊断与治疗
19. 早产儿常见疾病诊断与治疗
20. 儿童佝偻病、贫血、肥胖诊断与治疗

21. 儿童哮喘诊断与治疗
22. 皮肤溃疡诊断与治疗
23. 糖尿病视网膜病变诊断与治疗
24. 儿童性早熟诊断及治疗
25. 儿童青少年常见情绪行为障碍诊断和治疗
26. 儿童下肢畸形诊断和治疗
27. 肺癌诊断与治疗